Stefan Jürgens

Im Herzen getröstet

Worte der Zuversicht

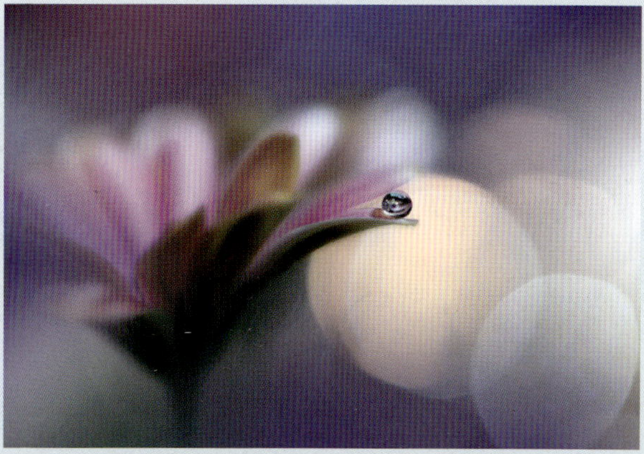

Butzon & Bercker

Trost in Zeiten der Trauer

Nichts ist so sicher wie der Tod. Er ist die Erfahrung von Endlichkeit und Vergänglichkeit. Bei keiner anderen Lebenserfahrung komme ich so sehr an meine Grenzen. Kaum eine andere Erfahrung fragt die Tragfähigkeit meines Glaubens so sehr an wie diese. Und bei keiner anderen Erfahrung bin ich auch anderen gegenüber so herausgefordert wie hier.

Immer schon haben Menschen die eine Lebensfrage gestellt: Was kommt nach dem Tod? Wie kann ich mit ihm leben? Was bedeutet es, andere zu trösten? Denn meinen eigenen Tod habe ich nur zu sterben, mit dem Tod der anderen muss ich leben. Was von beidem schwerer ist – den eigenen Tod sterben zu müssen, mit dem Sterben anderer zu leben – das kann nur jeder selbst beantworten.

Mir persönlich hilft der Glaube an Gott. Weil ich weiß, dass ich eines Tages ewig sein werde, kann ich jetzt mein Leben wagen. Ich kann mich einsetzen für andere, ohne Angst zu haben, dabei etwas zu verpassen oder selbst zu kurz zu kommen. Ich bin gelassen im Vorletzten, weil ich geborgen bin im Letzten. So hilft mir die Hoffnung auf das Leben nach dem Tod schon im Leben davor. Diese Hoffnung und Zuversicht wünsche ich auch Ihnen!

Stefan Jürgens

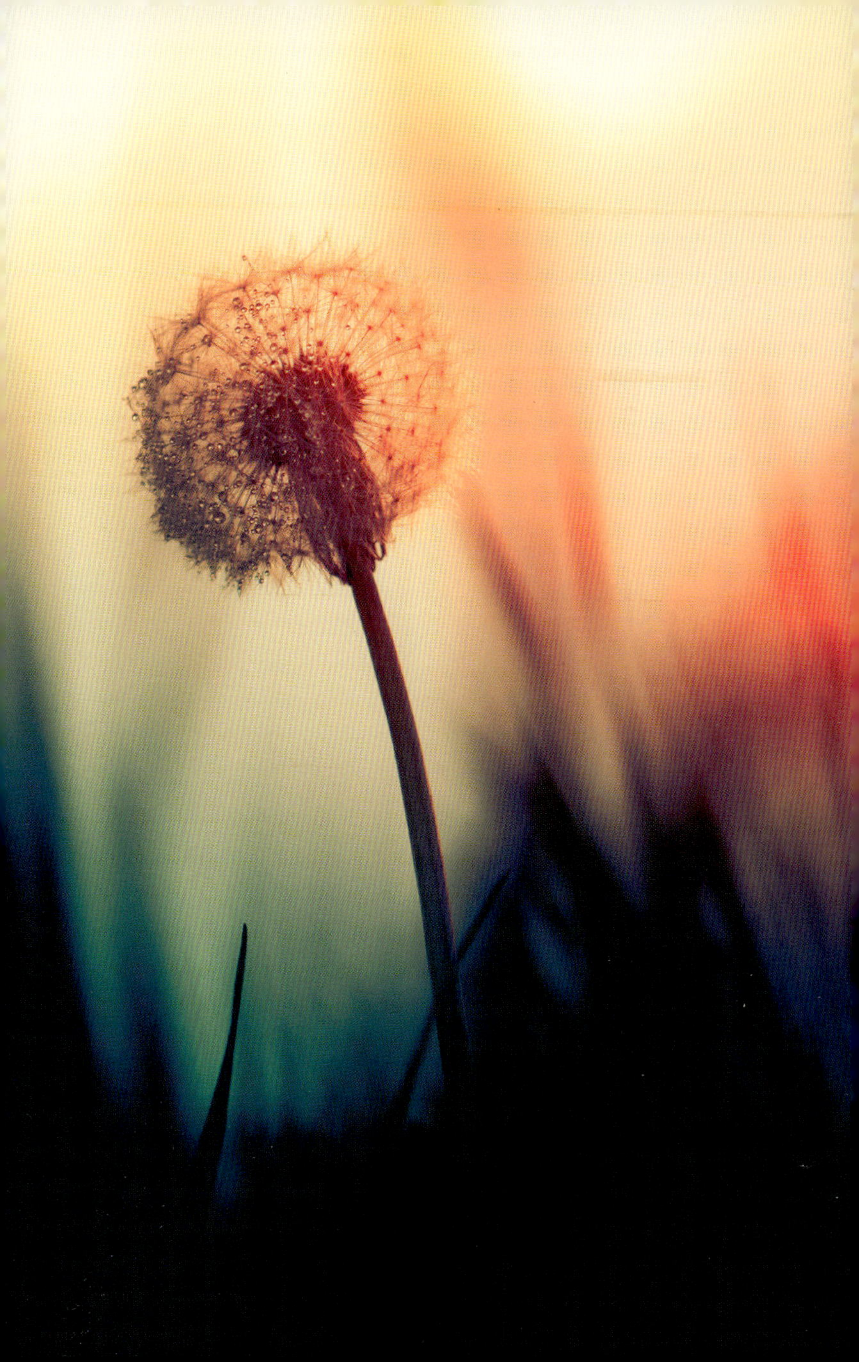

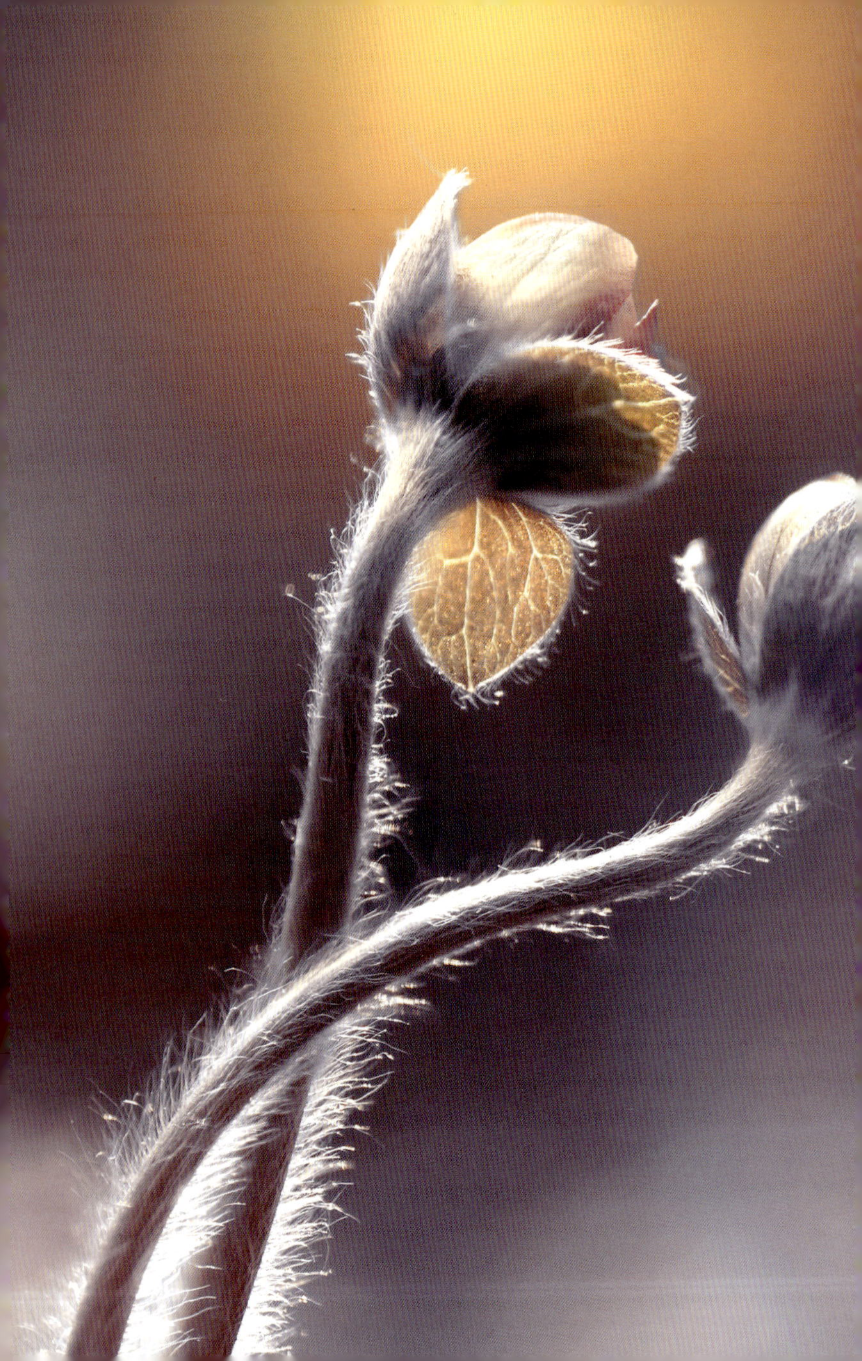

Trauer und Liebe

Voller Liebe

Meine Trauer ist die andere Seite der Liebe,
wie zwei Seiten einer Medaille.

Jeden Tag sterben unzählige Menschen.
Das nehme ich zur Kenntnis, das ist einfach so.

Aber ich trauere um diejenigen,
die ich wirklich geliebt habe.

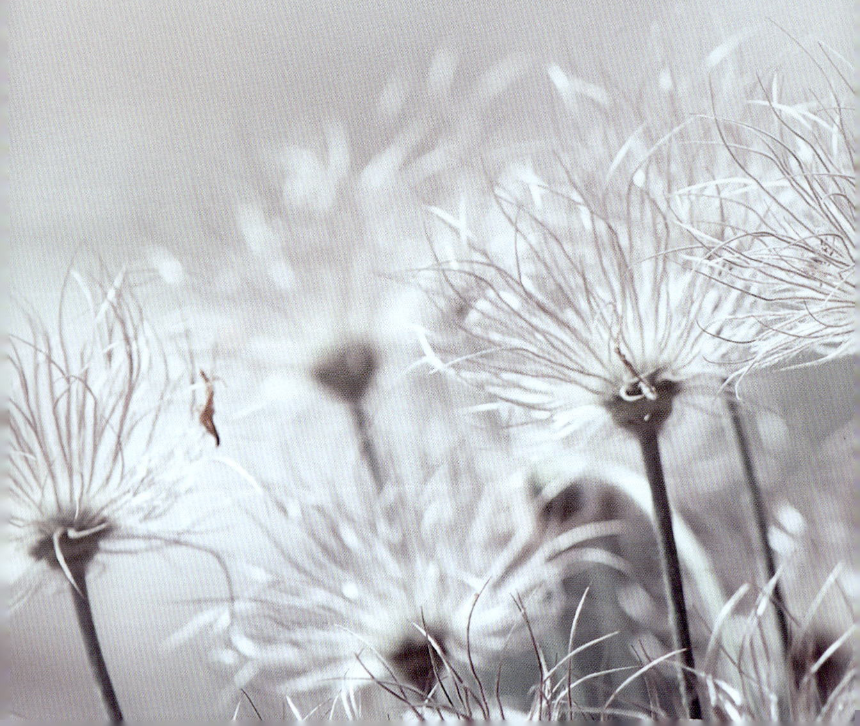

So zeigt mir meine Trauer, dass ich geliebt habe,
dass ich wirklich lieben kann und geliebt worden bin.

Trauer ist voller Liebe.
Trauer ist liebevoll.

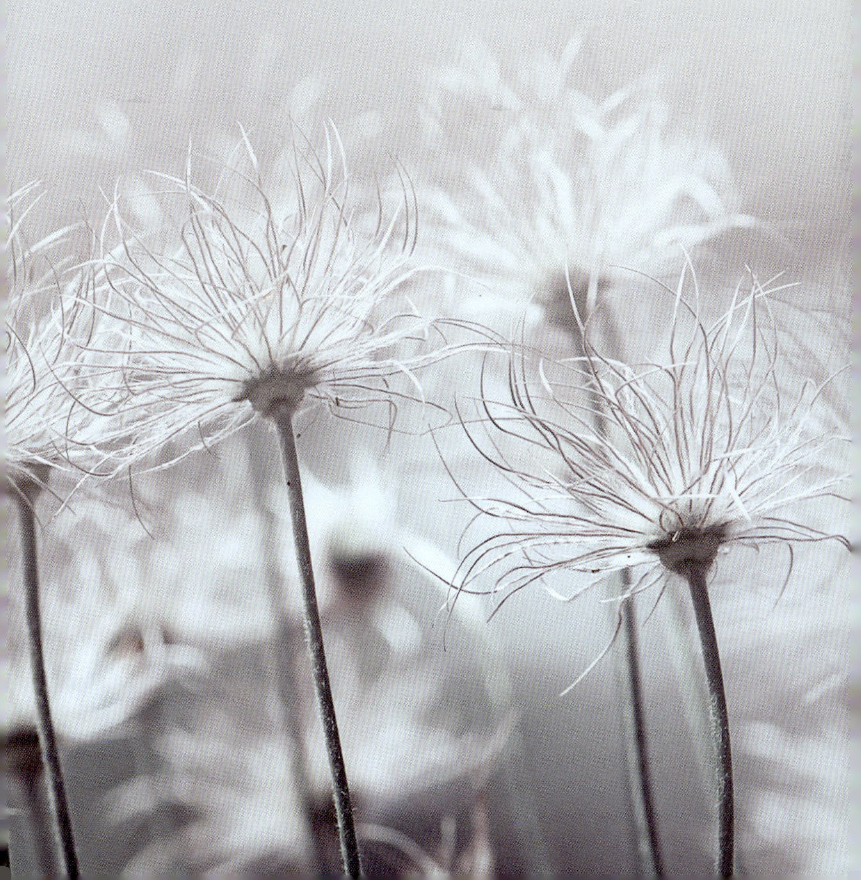

Die Lücke offen halten

Es gibt nichts, was uns die Abwesenheit eines lieben Menschen ersetzen kann, und man soll das auch gar nicht versuchen. Man muss es einfach aushalten und durchhalten. Das klingt zunächst sehr hart, aber es ist doch zugleich ein großer Trost; denn indem die Lücke wirklich unausgefüllt bleibt, bleibt man durch sie miteinander verbunden. Es ist verkehrt, wenn man sagt, Gott füllt die Lücke aus; er füllt sie gar nicht aus, sondern er hält sie vielmehr gerade unausgefüllt und hilft uns dadurch, unsere echte Gemeinschaft miteinander – wenn auch unter Schmerzen – zu bewahren.

Dietrich Bonhoeffer

Meine Trauer ernst nehmen

Ich möchte mich nicht vertrösten lassen,
will die Lücke nicht füllen,
die ein lieber Mensch hinterlassen hat.
Ich möchte sie anschauen und aushalten.
Ich möchte den Verlust tragen,
meine Trauer spüren.
Und weil es keine Liebe ohne Leiden gibt,
will ich lieben über den Tod hinaus.

WARUM?

Immer wieder: Warum? Wie kann Gott das zulassen? Warum ausgerechnet ich? Warum gerade jetzt? Warum mischt er sich nicht ein – in den Tod, in das Leid, in Terror und Krieg? Auf diese Fragen habe ich auch keine Antwort. Mein Glaube duckt sich ein wenig, wenn ich so etwas höre. Und mein Halleluja klingt etwas leiser als sonst.

Mein Glaube hilft mir nicht, das Leid zu verstehen. Aber ich glaube fest, dass er mir hilft, das Leben zu bestehen. Ich bleibe zuversichtlich, auch wenn es schwer für mich und andere ist. Nicht verstehen, aber bestehen; konkret: mitleiden können und irgendwo helfen, dass es besser wird.

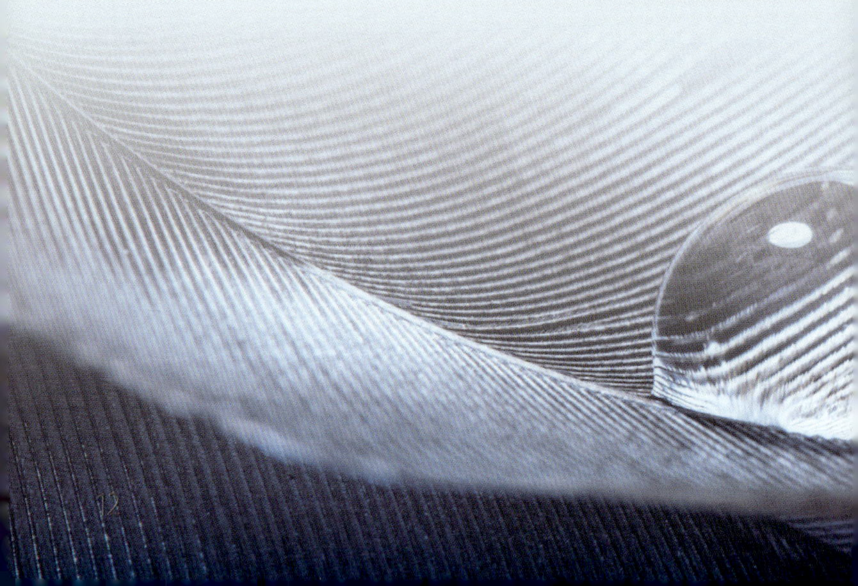

Oft werde ich gefragt: „Wie kann man angesichts des Leidens in der Welt überhaupt noch an Gott glauben?" Meine Antwort: „Nur weil es einen Gott gibt, kann ich das Leiden überhaupt ansehen. Und mich für die Leidenden einsetzen."

Der Gott, an den ich glaube, hat nicht weggeschaut, hat mitgelitten, als sein Sohn am Kreuz hing. Er hat ihn nicht im Tod gelassen. Gott hat Jesus auferweckt. Gerade weil es diese Hoffnung gibt, nehme ich das Leben an, so wie es ist. Weil es einen Himmel gibt, gebe ich die Erde nicht auf. Weil später einmal alles gut wird, soll jetzt schon manches besser werden.

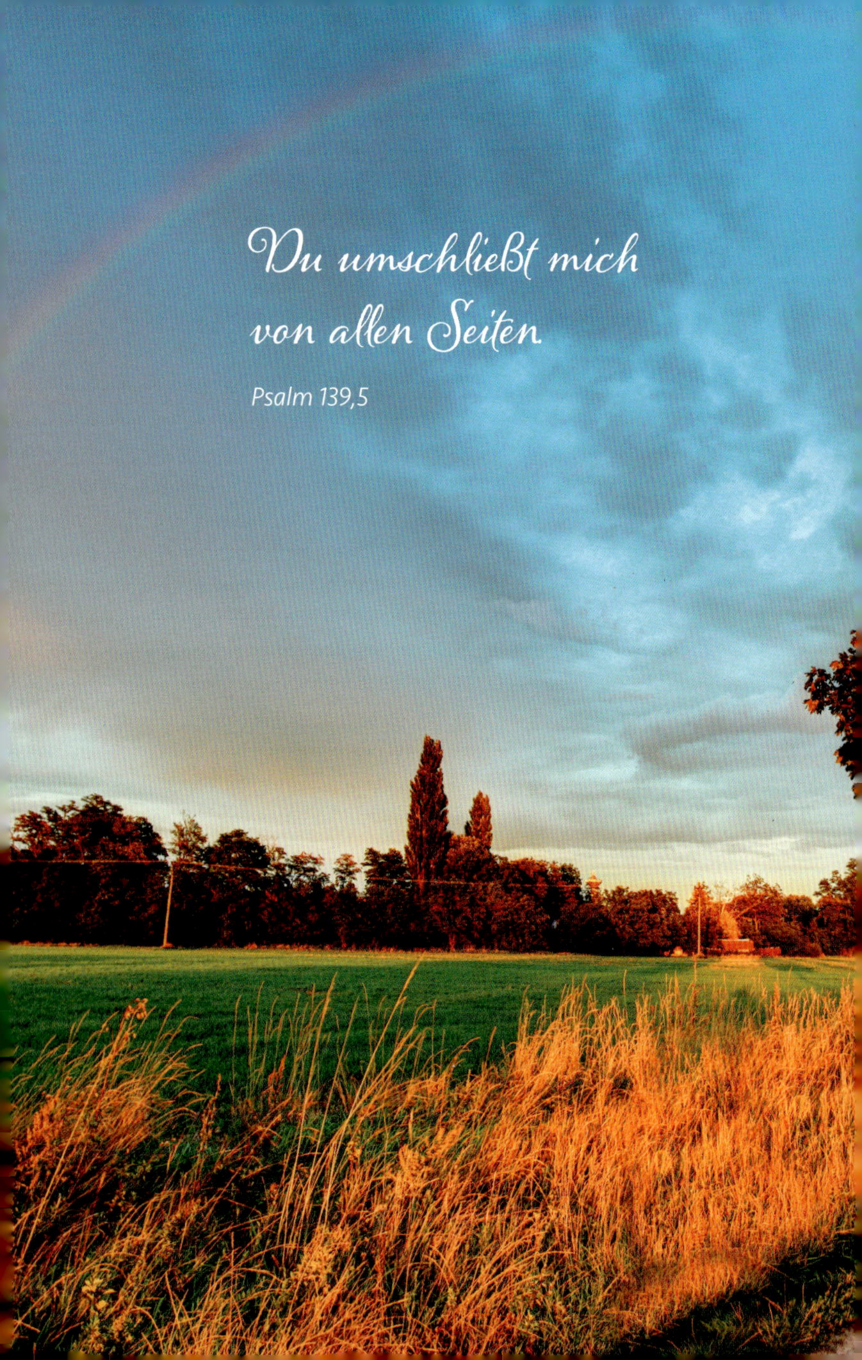
Du umschließt mich
von allen Seiten.
Psalm 139,5

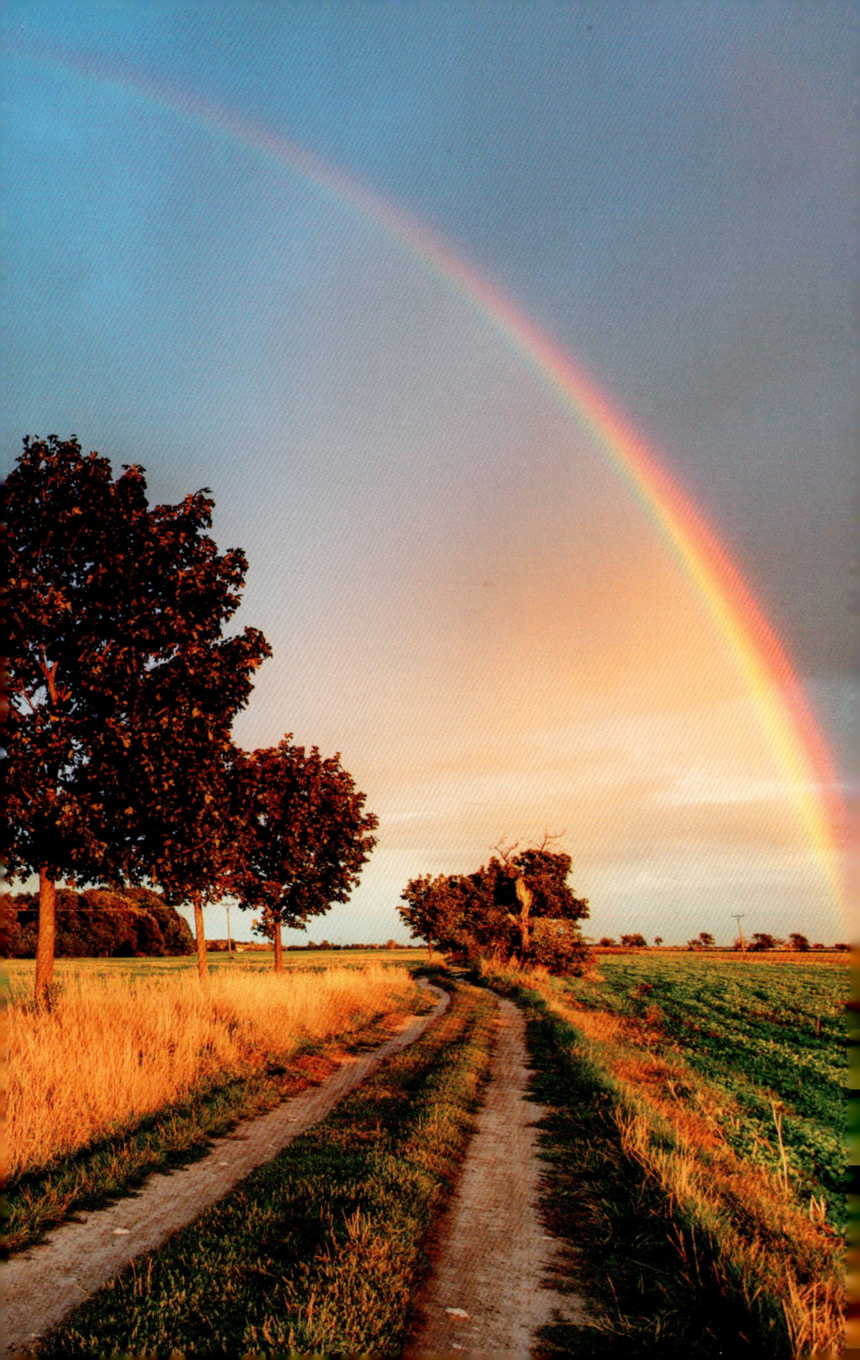

Tage zählen

Wenn ein lieber Mensch stirbt, der sehr alt werden durfte, dann fällt mir oft ein Wort aus den Psalmen ein: „Unsere Tage zu zählen, lehre uns! Dann gewinnen wir ein weises Herz" (Psalm 90,12). Martin Luther übersetzt noch eindringlicher: „Lehre uns bedenken, dass wir sterben müssen, auf dass wir klug werden."

„Unsere Tage zu zählen, lehre uns!" Eigenartig: Jeder Mensch weiß von Geburt an, dass er eines Tages sterben wird. Der Tod kommt – todsicher! Und doch wollen wir es oft nicht wahrhaben. Ein weises Herz aber weiß, wie kostbar die Zeit ist. Und weil sie so kostbar ist, ist es wichtig, sie zu nutzen und zu gestalten. Tage zählen. Es gibt eine Kunst zu leben und eine Kunst zu sterben. Die Kunst zu leben beschrieb man früher mit dem Wort „carpe diem" – pflücke den Tag. Weil das Leben die kostbarste Gabe Gottes ist, darf man es auch genießen. Aber die Kunst zu leben ist nur die eine Seite. Die andere heißt: „memento mori" – gedenke des Todes. Für diese Kunst braucht man ein gutes Handwerkszeug: Glaube, Hoffnung und Liebe. Wer das Leben genießt und den Glauben bewahrt, gewinnt ein weises Herz.

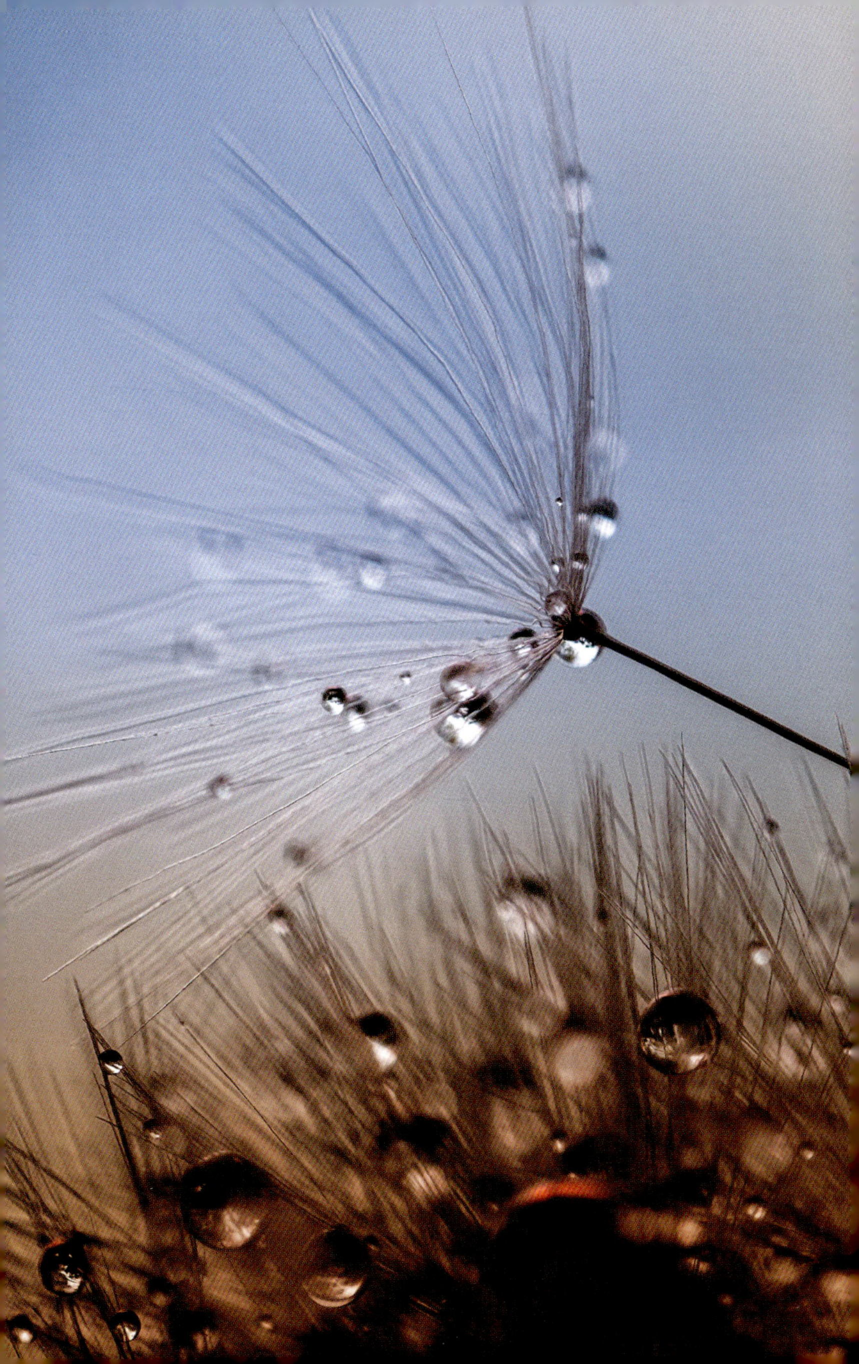

Tränen des Trostes

Ich ließ den Tränen,
die ich zurückgehalten,
freien Lauf.
Mochten sie fließen,
so viel sie wollten.
Ich bettete mein Herz hinein
und fand Ruhe in ihnen.

Aurelius Augustinus

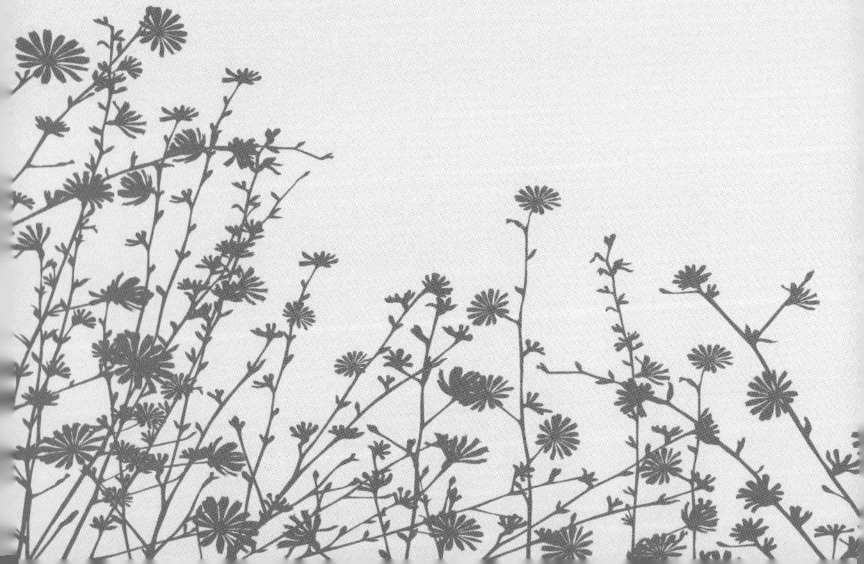

Mitgefühl spüren

Trösten ist eine Kunst
des Herzens;
sie besteht oft nur darin,
liebevoll zu schweigen
und schweigend mitzuleiden.

Otto von Leixner

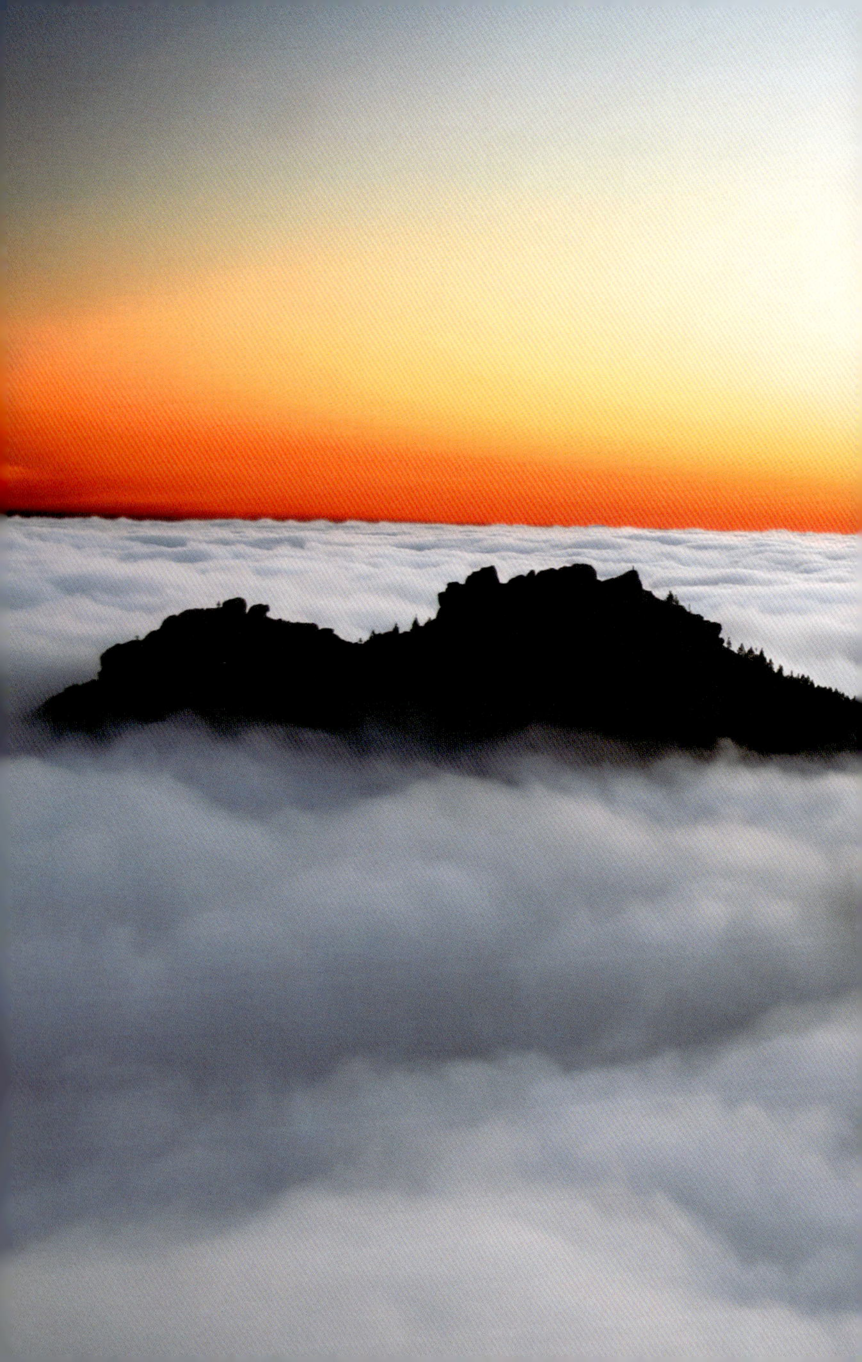

Der Herr ist bei mir,
ich fürchte mich nicht.

Psalm 118,6

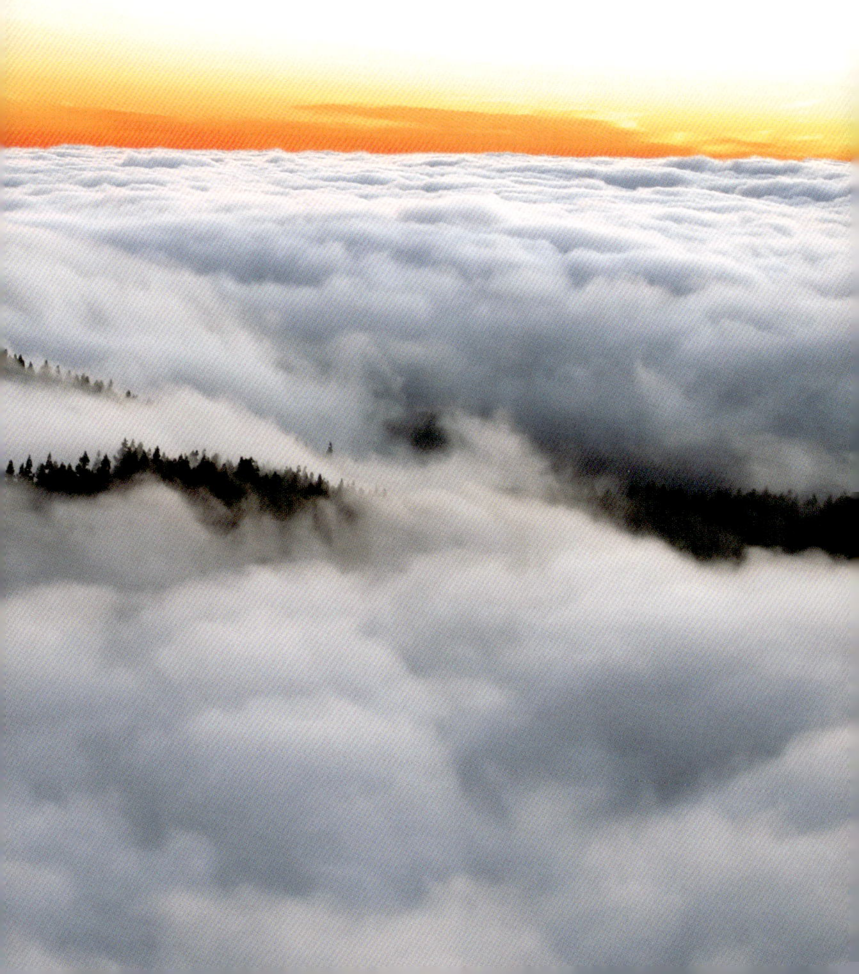

In seinem Licht

Die Nacht ist vorgedrungen,
der Tag ist nicht mehr fern.
So sei nun Lob gesungen
dem hellen Morgenstern.
Auch wer zur Nacht geweinet,
der stimme froh mit ein.
Der Morgenstern bescheinet
auch deine Angst und Pein.

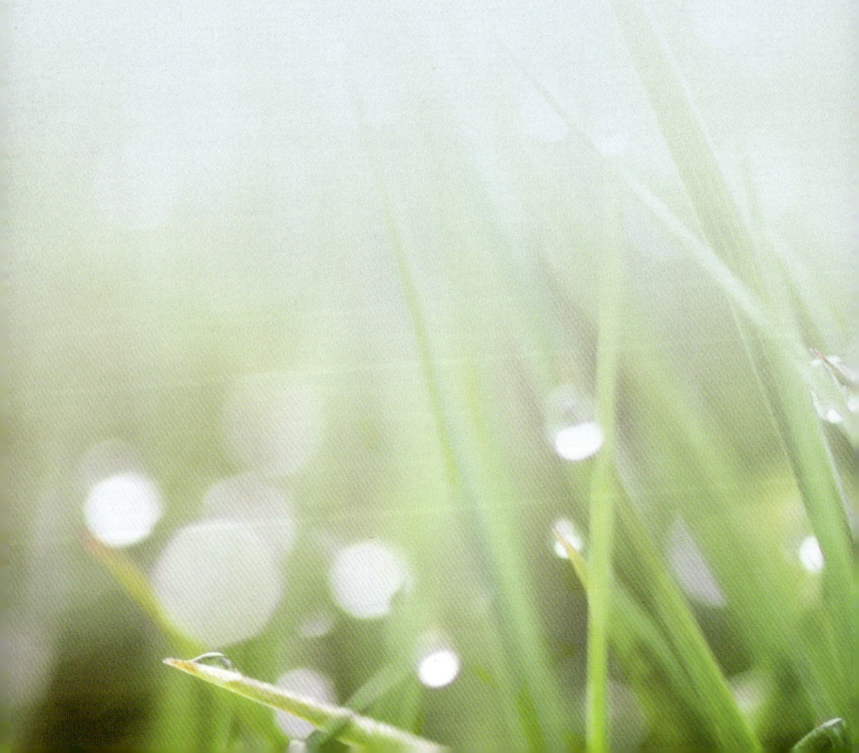

Noch manche Nacht wird fallen
auf Menschenleid und -schuld.
Doch wandert nun mit allen
der Stern der Gotteshuld.
Beglänzt von seinem Lichte,
hält euch kein Dunkel mehr;
von Gottes Angesichte
kam euch die Rettung her.

Jochen Klepper

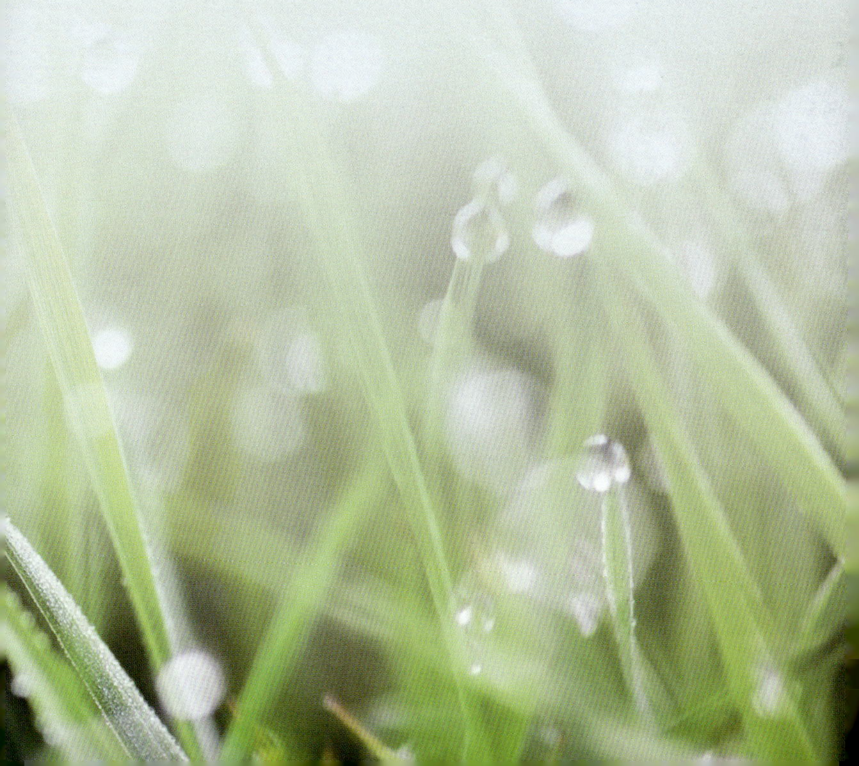

Ich bin vergnügt

Ich bin vergnügt
erlöst
befreit
Gott nahm in seine Hände
meine Zeit
mein Fühlen Denken
Hören Sagen
mein Triumphieren
und Verzagen
das Elend
und die Zärtlichkeit

Was macht dass ich so fröhlich bin
in meinem kleinen Reich
ich sing und tanze her und hin
vom Kindbett bis zur Leich

Was macht dass ich so furchtlos bin
an vielen dunklen Tagen
es kommt ein Geist in meinen Sinn
will mich durchs Leben tragen

Was macht dass ich so unbeschwert
und mich kein Trübsinn hält
weil mich mein Gott das Lachen lehrt
wohl über alle Welt.

Hanns Dieter Hüsch

Erinnerung

Es ist ein Zeichen großer Liebe, sich an einen Menschen zu erinnern. Erinnern heißt: jemanden in sein Inneres hineinlassen, aus einer ganz tiefen Verbundenheit heraus. So beteuern Trauernde oft, dass ein lieber Mensch in ihrer Erinnerung weiterleben wird.

Ich finde das gut – und doch wäre es mir zu wenig. Denn auch die liebevollste menschliche Erinnerung verblasst mit den Jahren. Was wäre mit unseren Verstorbenen, wenn sie tatsächlich nur in unserer Erinnerung lebten? Und: Können Namen überhaupt leben? Es geht doch um Menschen mit Geschichte und Identität! Selbstverständlich kenne ich die Namen meiner Eltern, meiner Groß- und

Urgroßeltern. Doch bei den – immerhin sechzehn! – Ururgroßeltern wird es schon schwierig. Das zeigt mir: Fünfzig bis sechzig Jahre nach meinem Tod werde ich völlig vergessen sein, wird mein Name ausgelöscht sein auf dieser Erde. Selbst wenn ich Kinder hätte, würde mein Name meinen Ururenkeln kaum noch etwas sagen.

Als Christ weiß ich: Ich muss nicht selbst dafür sorgen, dass ich wichtig bin, brauche mich nicht dafür anzustrengen, dass mein Name bekannt bleibt. Gott hat mich gewollt, er kennt mich und liebt mich.

Mein Leben hat Ewigkeitswert.
Ich werde bleiben für immer.
Mein Name, meine Geschichte, meine Identität –
nichts wird verloren sein.

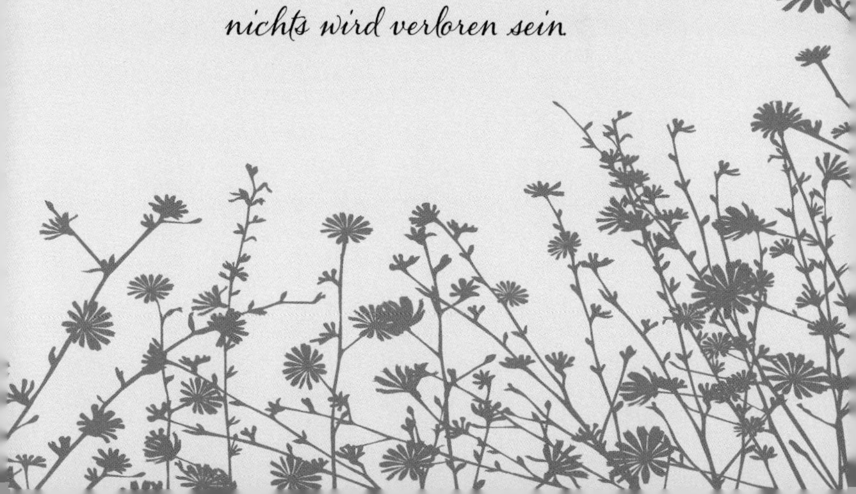

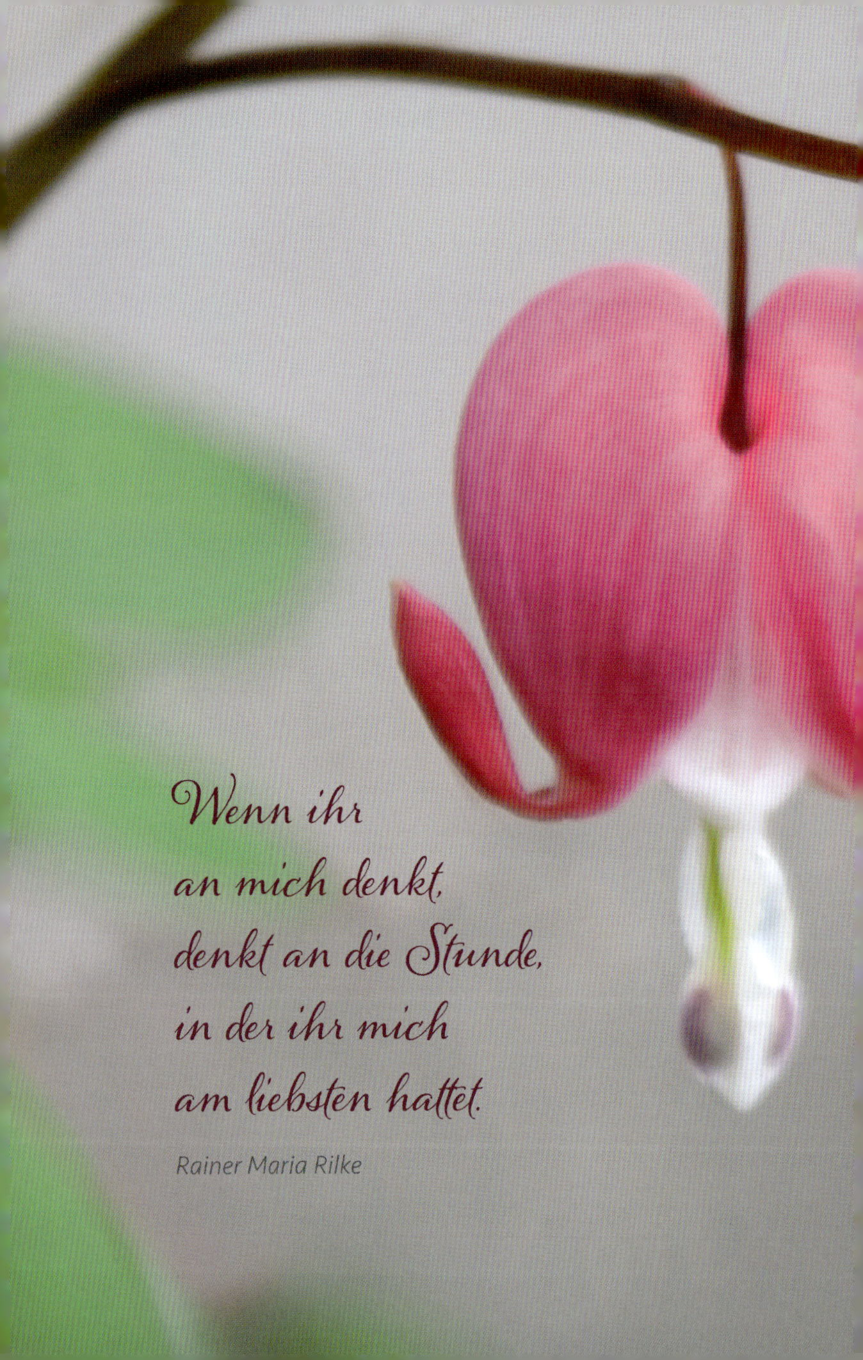

Wenn ihr
an mich denkt,
denkt an die Stunde,
in der ihr mich
am liebsten hattet.

Rainer Maria Rilke

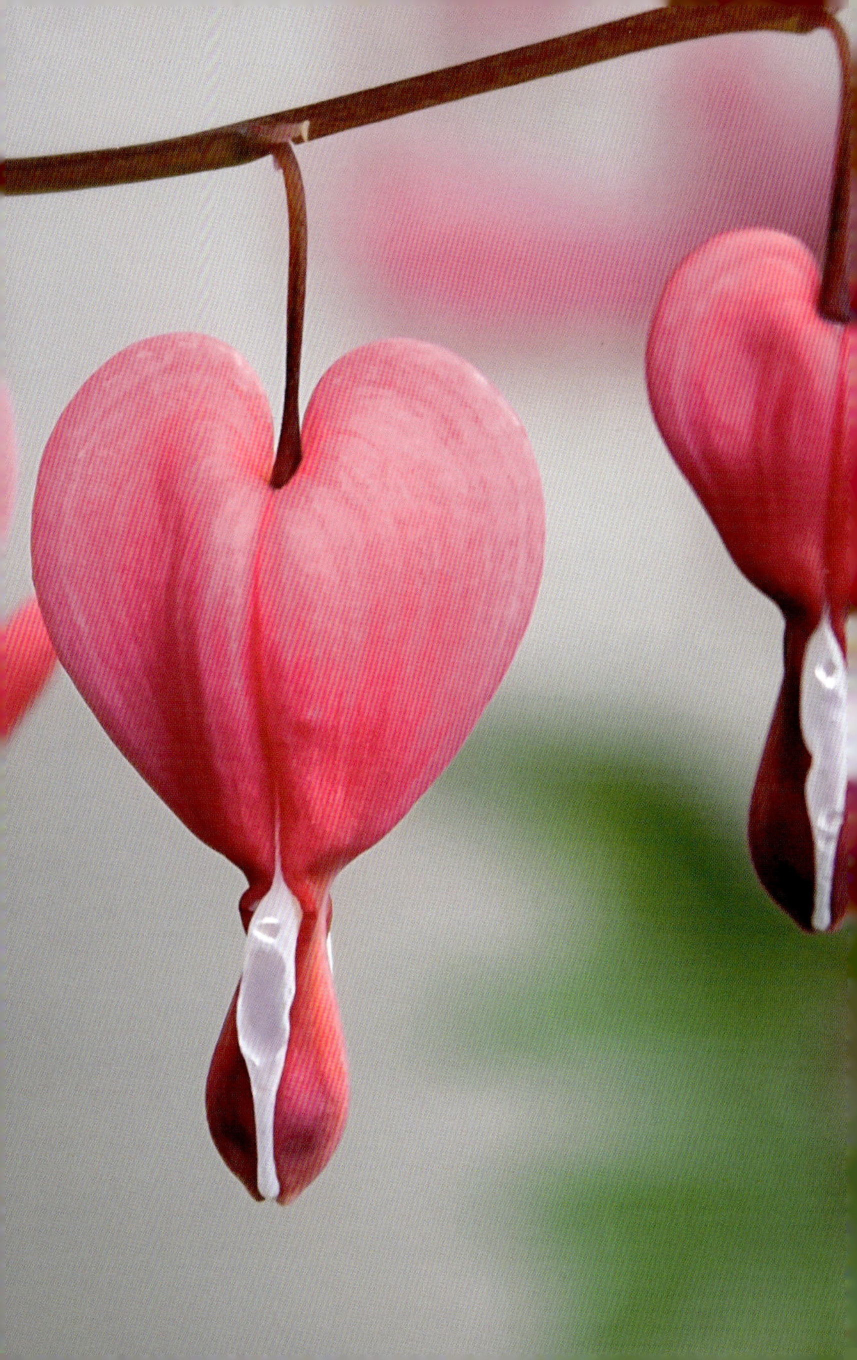

Interesse zeigen

Als ich noch ein Kind war, sah ich von Weitem eine junge Witwe. Ich wusste vom Hörensagen, dass sie gerade ihren Mann verloren hatte, der sehr krank gewesen und mühsam gestorben war. Nun stand sie mit den Kindern und einem Handwerksbetrieb ganz allein da.

Ich sah die Frau, die mir bekannt war, wusste aber nicht, was ich sagen sollte. Ganz beklommen war ich, voller Angst vor dieser Begegnung. So wechselte ich die Straßenseite und tat so, als sei ich sehr beschäftigt und hätte sie nicht bemerkt. Vielleicht war mir das sogar gelungen, und sie hat mein Ausweichmanöver gar nicht wahrgenommen.

Diese Szene habe ich nie vergessen, sie blieb mir lebenslang vor Augen. Seitdem gehe ich auf Trauernde zu, ganz direkt, ohne mir vorher zu überlegen, was ich sagen würde. Hauptsache, ich stelle eine Beziehung her, zeige Interesse, sage irgendetwas oder schweige einfach. Meistens sprechen die Trauernden dann von selbst. Nur ganz selten signalisieren sie, dass sie in Ruhe gelassen werden möchten.

Begegnung ist besser als Flucht, Sprechen ist besser als Schweigen. Interesse ist lateinisch und bedeutet: dazwischen sein. Bleiben wir beieinander!

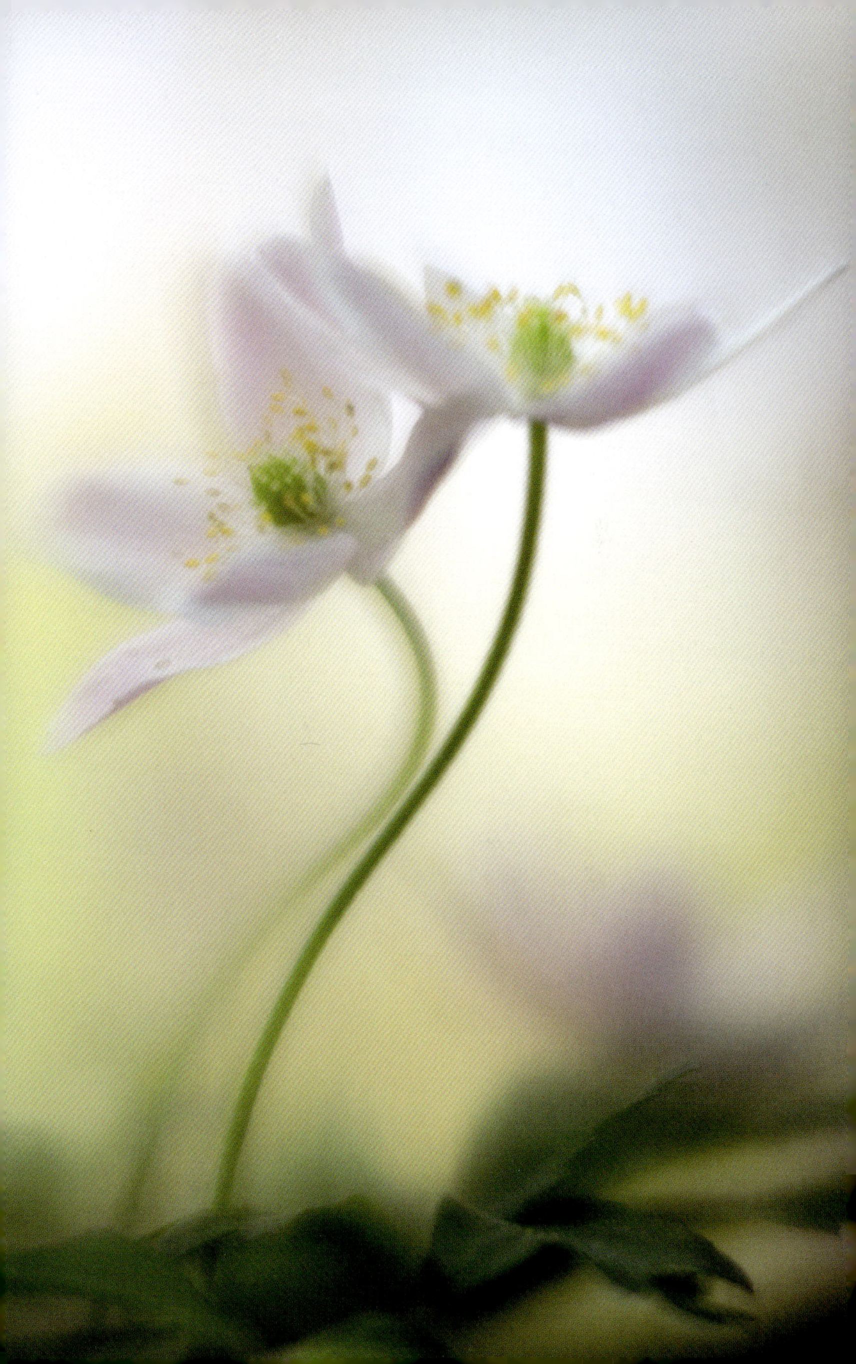

Trauerphasen

Jeder Mensch trauert anders. Wie wir fühlen, lässt sich in kein Schema pressen. Und doch gibt es Gemeinsamkeiten, etwa die Phasen der Trauer. Wenn ein Mensch, den wir geliebt haben, stirbt, sind wir zunächst schockiert. Wir wollen den Tod nicht wahrhaben, selbst wenn wir das Sterben schon lange haben kommen sehen. Auch wenn ein lieber Mensch sehr alt werden durfte: Wir wehren uns dagegen, dass er nun tatsächlich gestorben ist.

Nach der Phase des Schocks durchleben wir den Abschiedsschmerz. Man spricht sogar vom Durchschmerzen der Trauer. Es tut weh, und das will gar nicht mehr aufhören. Wir sind wütend über das Schicksal, ja, wir machen dem Verstorbenen sogar Vorwürfe, dass er gegangen ist. In einer nächsten, etwas ruhigeren Phase verabschieden wir uns von dem geliebten Menschen, indem wir ihn erinnern, verinnerlichen. Das kann sehr lange, bisweilen mehrere Jahre dauern. Erst dann sind wir in der Lage, den Verlust anzunehmen und eine neue Identität zu entwickeln.

Trotz alledem bleibt es dabei: Jeder trauert anders, und das darf so sein. Mehr als alle Trauerarbeit helfen uns menschliche Nähe und aufrichtiges Mitleid.

Das Leben wird vorwärts gelebt
und rückwärts verstanden

Søren Kierkegaard

Wer wir eigentlich sind,
das werden wir erst erfahren,
wenn wir sterben.

Leo Tolstoi

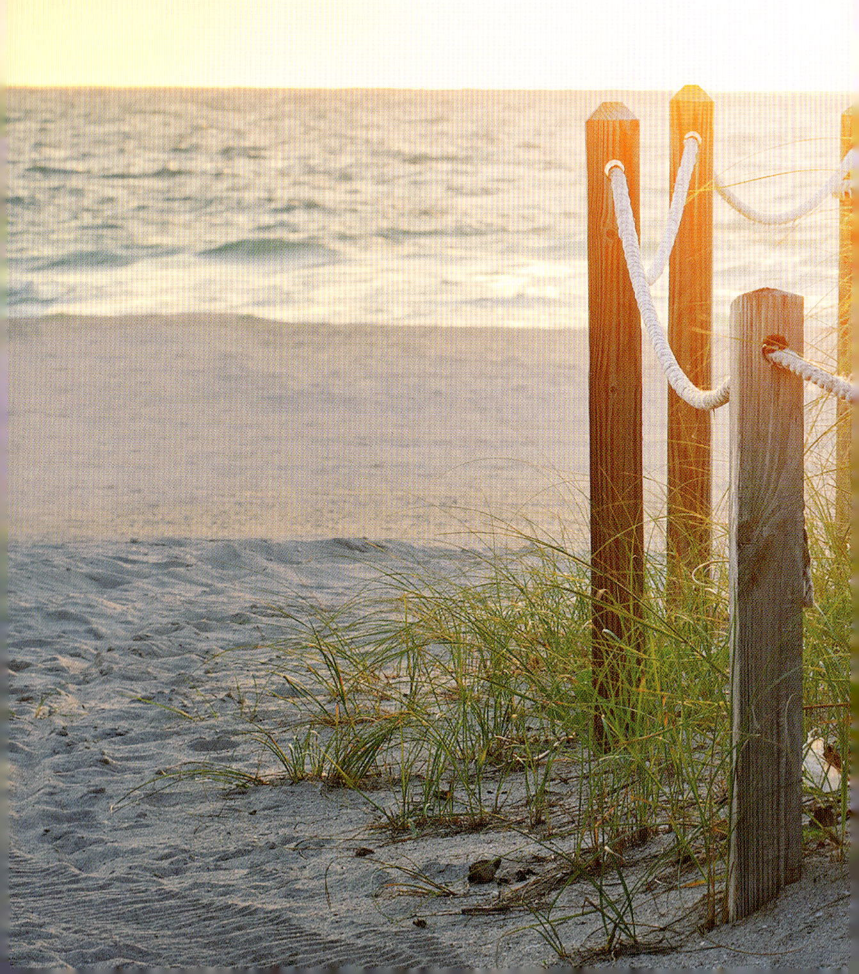

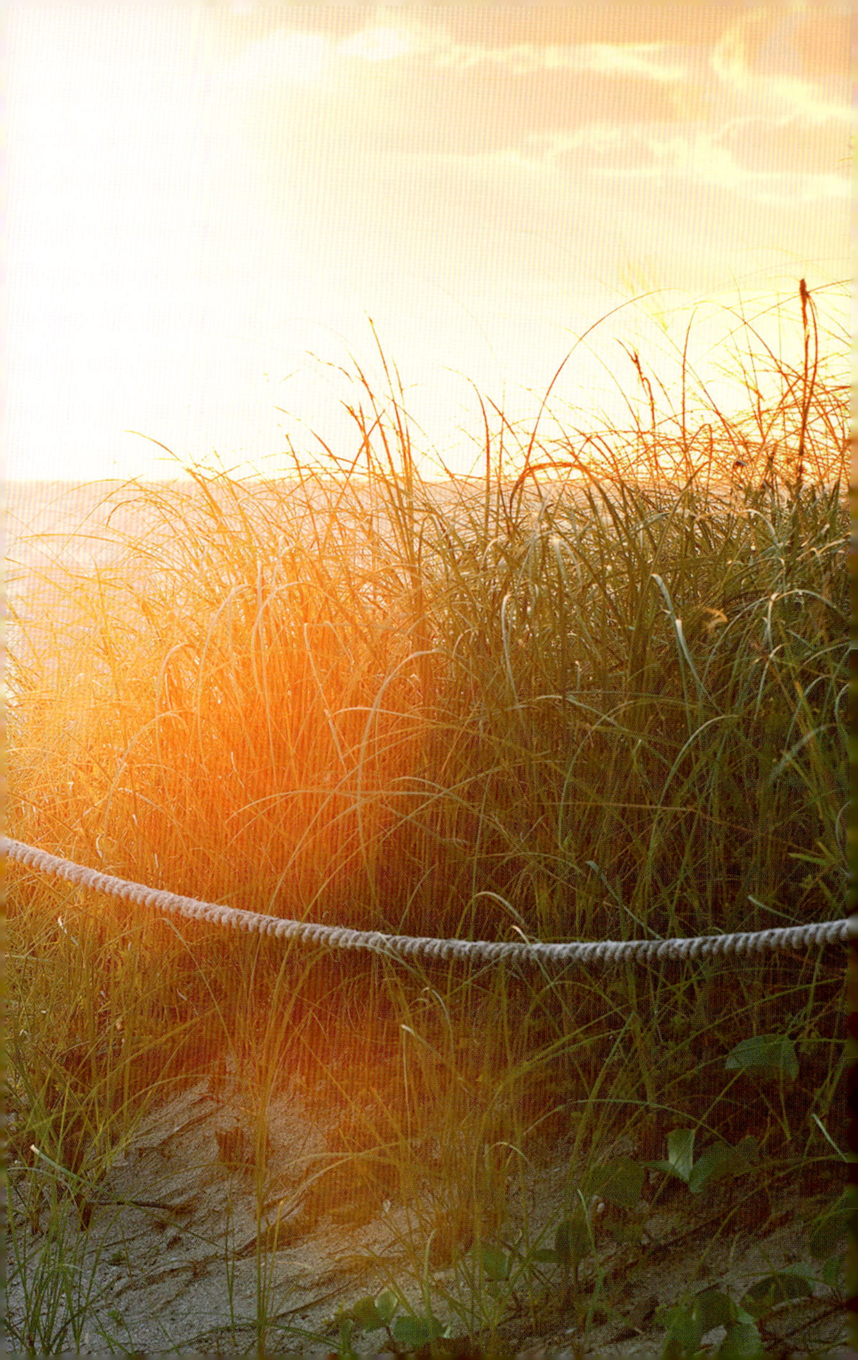

Schweigen

Schweigen heißt warten
und die Welt verstehen,
heißt, allen Dingen nahe sein
und die Geschöpfe lieben.

Schweigen heißt hören
und unter vielen Stimmen
die richtige erkennen,
heißt staunen über jedes gute Wort.

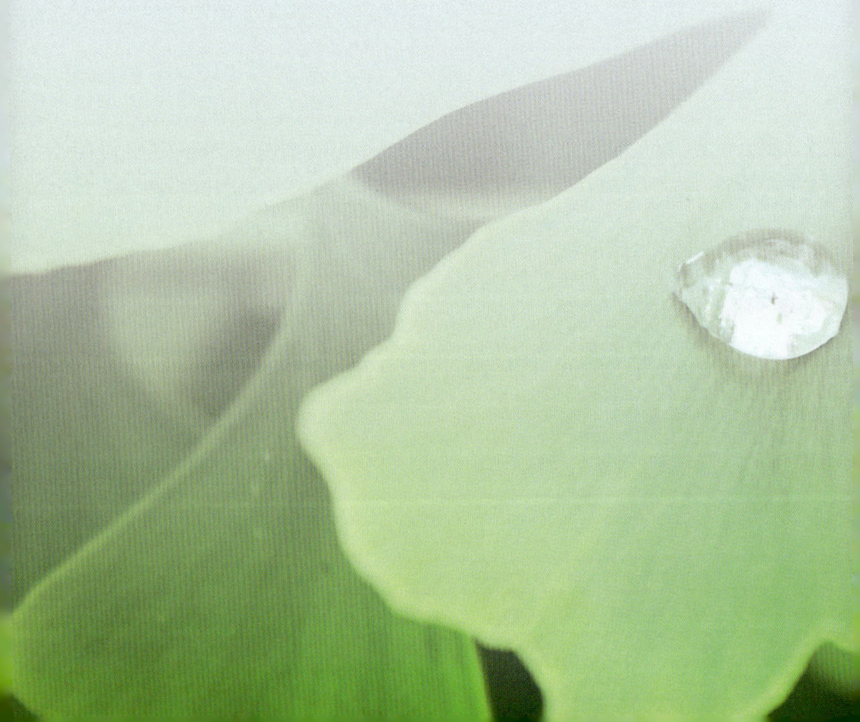

Sprachlos

Ich werde sprachlos
vor allem, was ich nicht verstehe.
Ich finde keine Worte
für alles, was mich übersteigt.

Ich verstumme
vor allem, was ich nicht ändern kann.
Ich schweige dich an,
schweige auf dich zu.

Du gibst mir ein Wort.

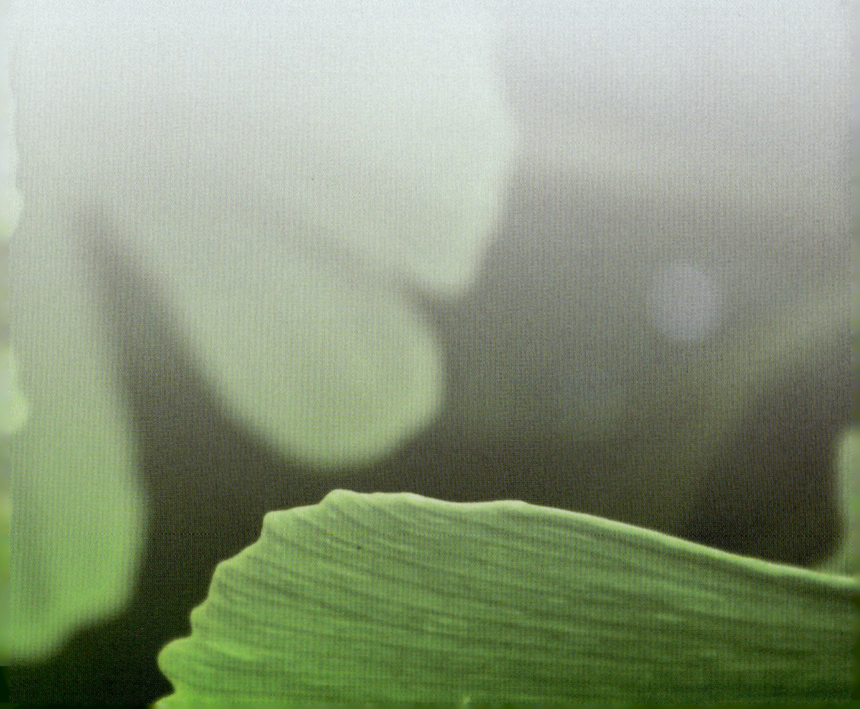

Das Sterbenmüssen annehmen

Nichts ist so sicher wie der Tod. Er kostet einen nicht weniger als das Leben – todsicher. Der 90. Psalm sagt treffend: „Unser Leben währt siebzig Jahre, und wenn es hoch kommt, sind es achtzig. Das Beste daran ist nur Mühsal und Beschwer, rasch geht es vorbei, wir fliegen dahin" (Psalm 90,10–11). „Alles Sterbliche ist wie Gras und all seine Schönheit ist wie die Blume im Gras. Das Gras verdorrt und die Blume verwelkt, doch das Wort des Herrn bleibt in Ewigkeit", heißt es im Neuen Testament (1 Petrus 1,24–25). Der biblische Prediger Kohelet sieht dennoch in allem Auf und Ab seinen Sinn. Er schreibt:

„Alles hat seine Stunde. Für jedes Geschehen unter dem Himmel gibt es eine bestimmte Zeit: eine Zeit zum Gebären und eine Zeit zum Sterben, eine Zeit zum Pflanzen und eine Zeit zum Abernten der Pflanzen, eine Zeit zum Töten und eine Zeit zum Heilen, eine Zeit zum Niederreißen und eine Zeit zum Bauen, eine Zeit zum Weinen und eine Zeit zum Lachen, eine Zeit für die Klage und eine Zeit für den

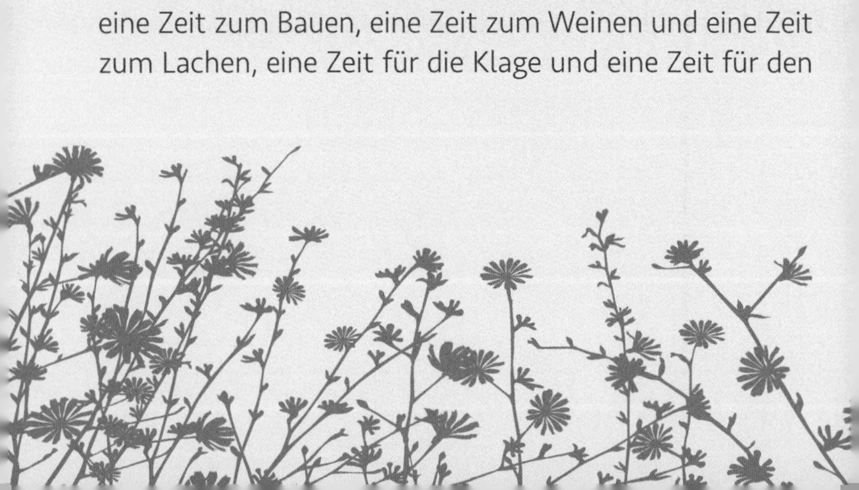

Tanz; eine Zeit zum Steinewerfen und eine Zeit zum Steinesammeln, eine Zeit zum Umarmen und eine Zeit, die Umarmung zu lösen, eine Zeit zum Suchen und eine Zeit zum Verlieren, eine Zeit zum Behalten und eine Zeit zum Wegwerfen, eine Zeit zum Zerreißen und eine Zeit zum Zusammennähen, eine Zeit zum Schweigen und eine Zeit zum Reden, eine Zeit zum Lieben und eine Zeit zum Hassen, eine Zeit für den Krieg und eine Zeit für den Frieden.

Wenn jemand etwas tut – welchen Vorteil hat er davon, dass er sich anstrengt? Ich sah mir das Geschäft an, für das jeder Mensch durch Gottes Auftrag sich abmüht. Gott hat das alles zu seiner Zeit auf vollkommene Weise getan. Überdies hat er die Ewigkeit in alles hineingelegt, doch ohne dass der Mensch das Tun, das Gott getan hat, von seinem Anfang bis zu seinem Ende wieder finden könnte. (...) Jetzt erkannte ich: Alles, was Gott tut, geschieht in Ewigkeit“ (Kohelet 3,1–11,14a).

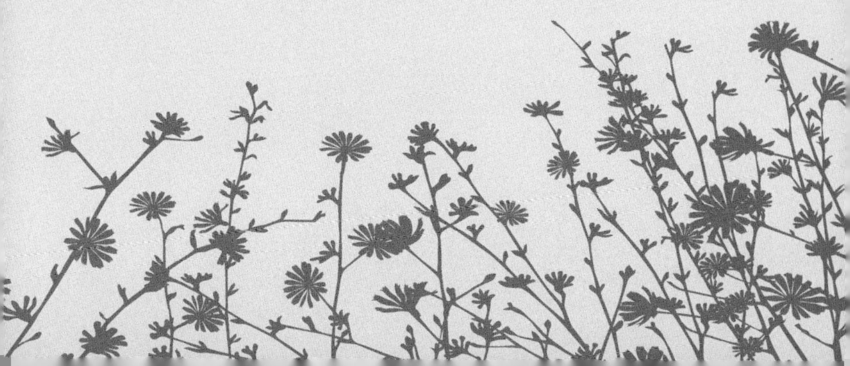

Liebe deine Geschichte.

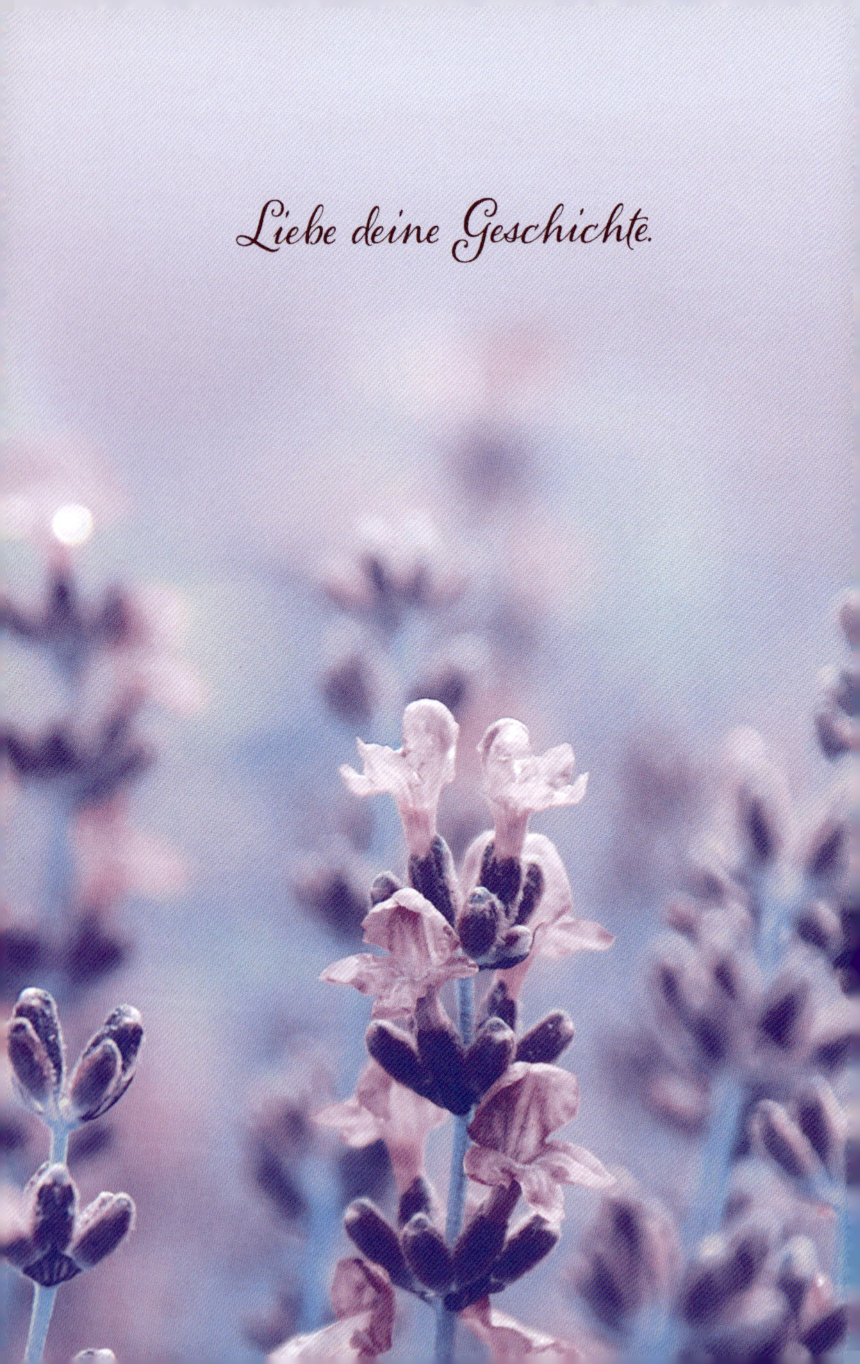

Sie ist der Weg, den
Gott mit dir gegangen ist.

Leo Tolstoi

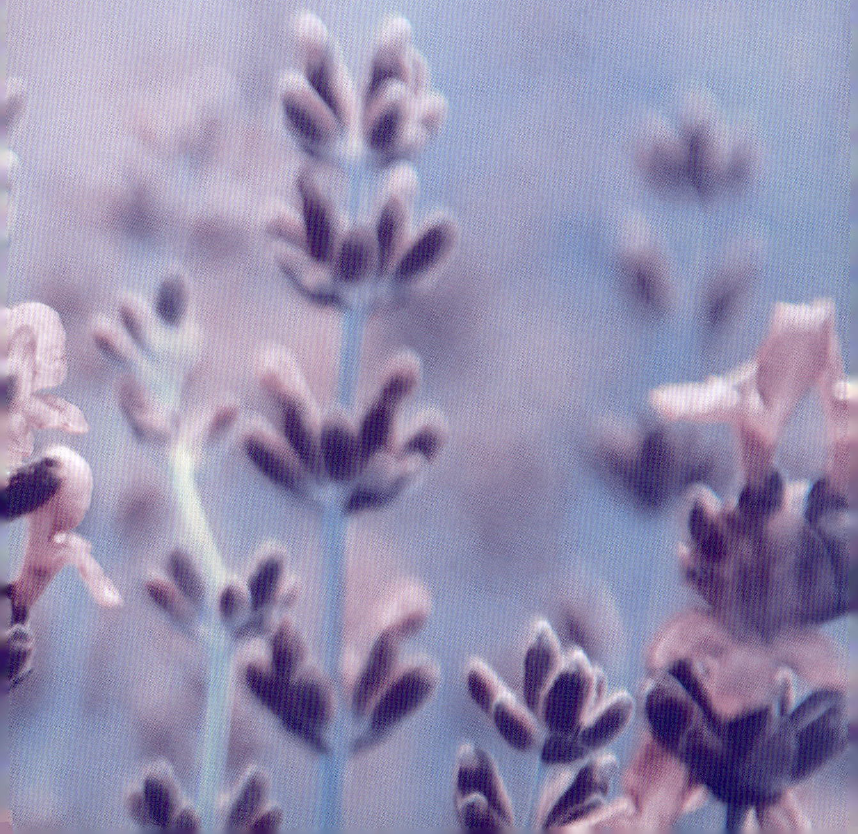

Die Blätter fallen

Die Blätter fallen, fallen wie von weit,
als welkten in den Himmeln ferne Gärten;
sie fallen mit verneinender Gebärde.
Und in den Nächten fällt die schwere Erde
aus allen Sternen in die Einsamkeit.

Wir alle fallen. Diese Hand da fällt.
Und sieh dir andre an: es ist in allen.
Und doch ist einer, welcher dieses Fallen
unendlich sanft in seinen Händen hält.

Rainer Maria Rilke

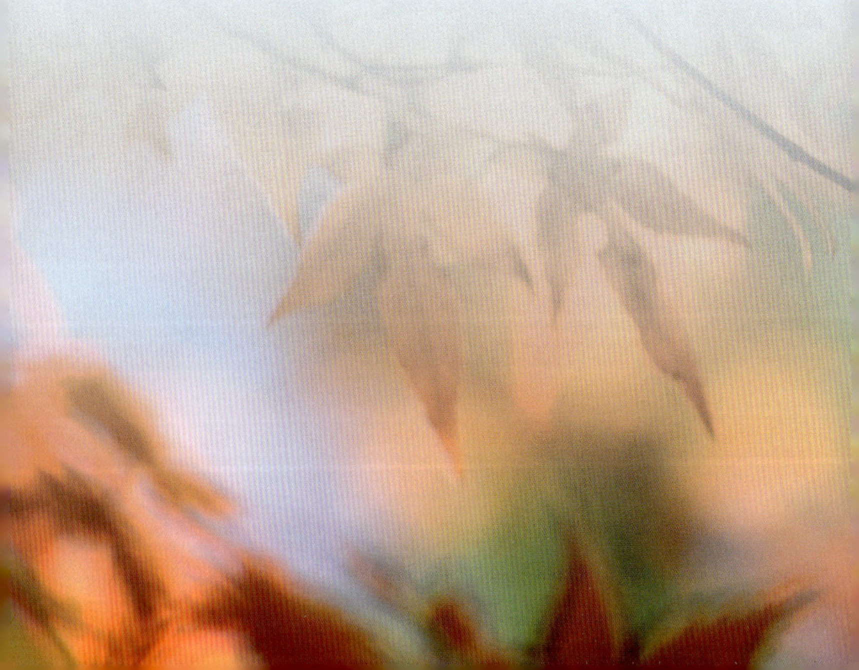

Das Zimmer nebenan

Ich bin in das Zimmer nebenan gegangen.
Das, was ich für euch war, bin ich immer noch.
Gebt mir den Namen, den ihr mir gegeben habt.
Sprecht mit mir, wie ihr es immer getan habt.
Gebraucht nie eine andere Redeweise,
seid nicht feierlich oder traurig;
lacht weiter über das,
worüber wir gemeinsam gelacht haben.
Betet, lacht, denkt an mich!
Warum soll ich nicht mehr in euren Gedanken sein,
nur weil ich nicht mehr in eurem Blickfeld bin?
Ich bin nicht weit weg.
Ich bin nur auf der anderen Seite des Weges.

Charles Péguy

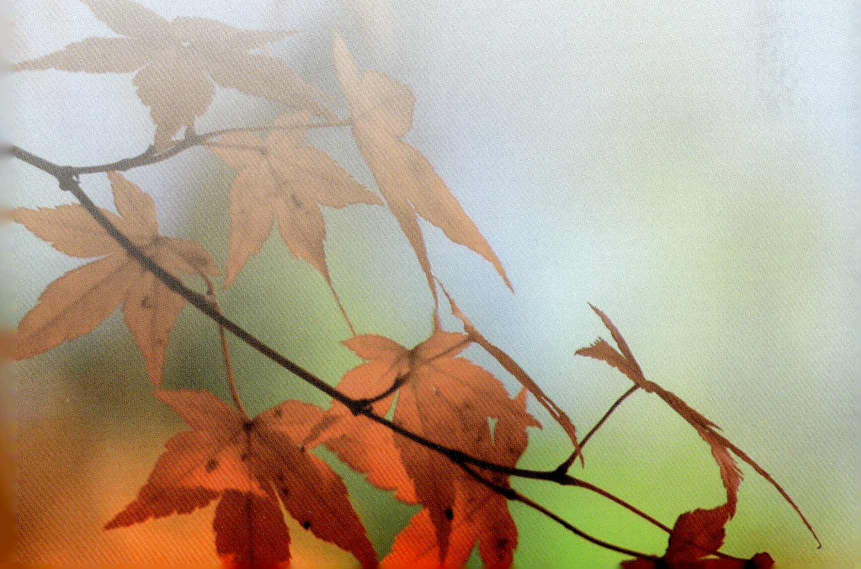

Ein Ort für die Trauer

Unsere Friedhöfe sind Gärten und Parks, keine Steinwüsten. Sie sind damit Orte voller Leben, bepflanzt und geschmückt, so dass man in ihnen flanieren und sinnieren kann. Für Trauernde ist der Friedhof ein Ort, um Abschied zu nehmen, und zwar mit viel Zeit und in aller Ruhe. Man kann immer wieder herkommen, man muss mit seiner Trauer nicht fertig werden. Das Schmücken der Gräber mit Blumen und Kerzen ist eine praktische Form der Trauerarbeit. Aber auch Menschen, die gar nicht konkret trauern, gehen gerne über einen Friedhof spazieren, sie lesen die Namen auf den Grabsteinen und denken über das Leben nach.

Die Beerdigung im Sarg geschieht in Analogie zum Begräbnis Jesu, dessen toter Körper ebenfalls in einem Grab bestattet wurde. Der Leib verwest auf natürliche Weise, er wird wieder dem Naturkreislauf von Werden und Vergehen zugeführt. Wird ein Verstorbener kremiert, so bestattet man seine Asche würdevoll in einer Urne. Diese Begräbnisform musste sich im christlichen Umfeld erst etablieren und ist heute überall gang und gäbe. Ob Familiengruft oder Einzelgrab, ob mit großem Grabmal oder einfacher Rasenplatte – immer kommt es darauf an, dass der Name nicht vergessen wird. Denn Gott hat unsere Namen für immer und ewig in seine Hand geschrieben (vgl. Jesaja 49,16).

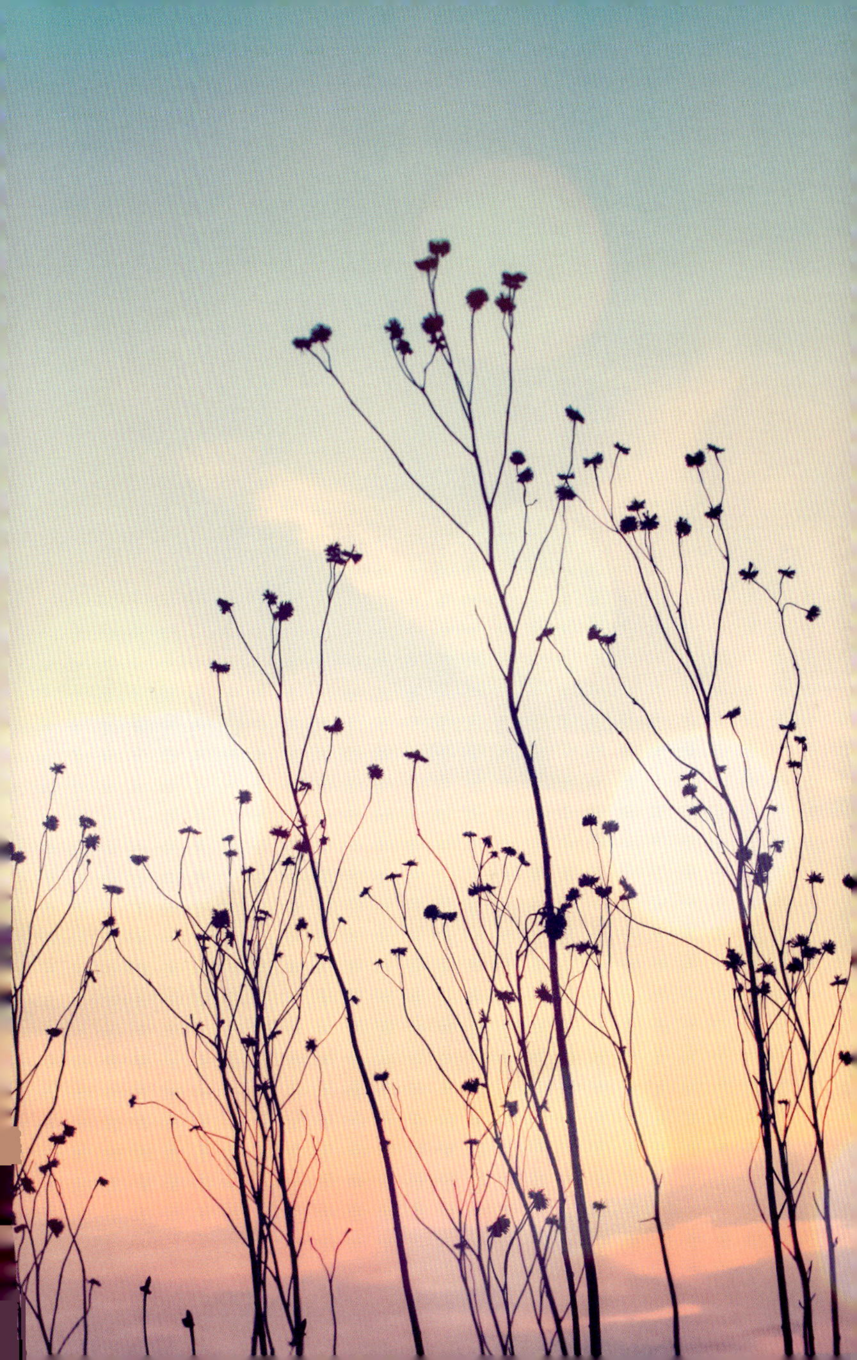

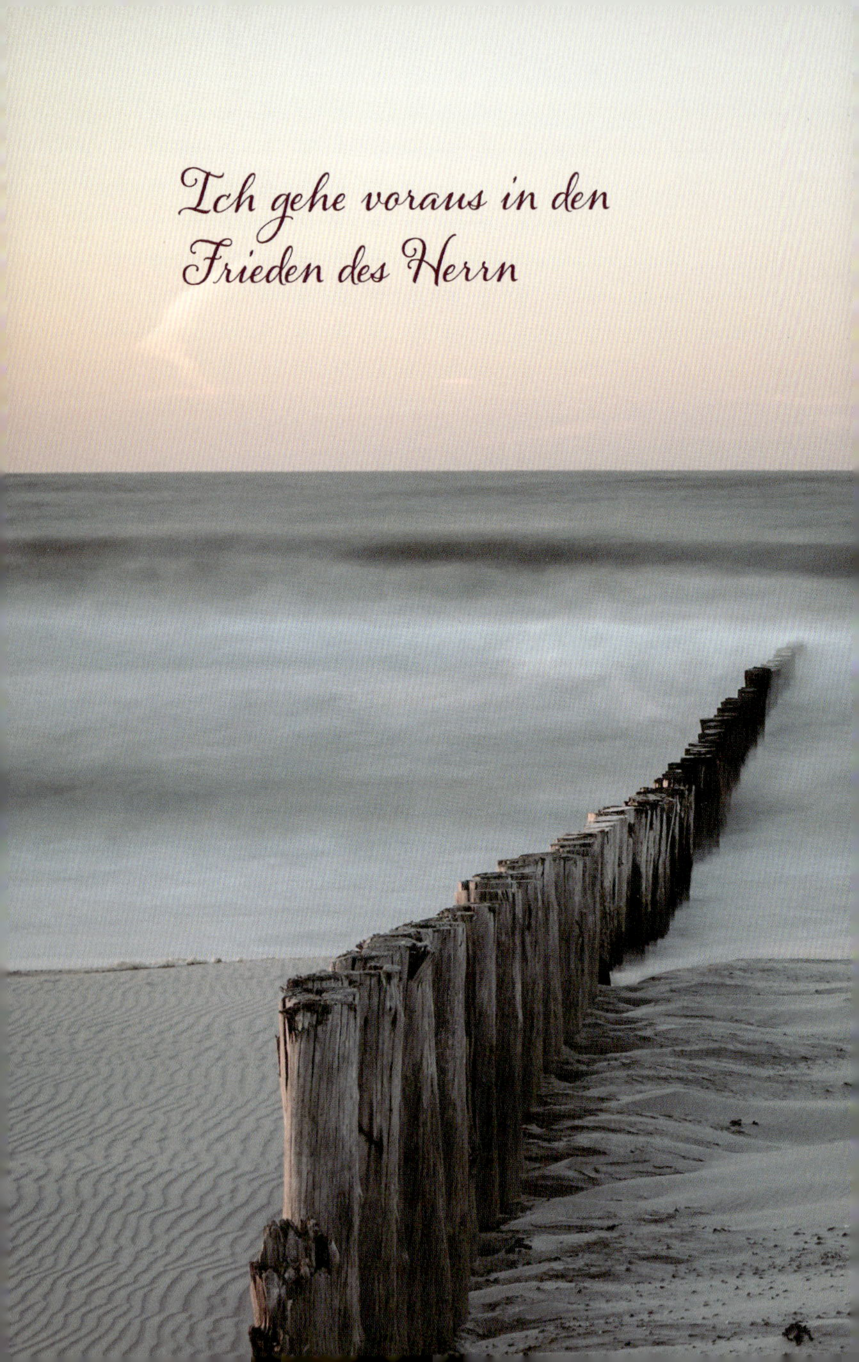
Ich gehe voraus in den
Frieden des Herrn

und erwarte euch dort
zum ewigen Wiedersehen.

Aurelius Augustinus

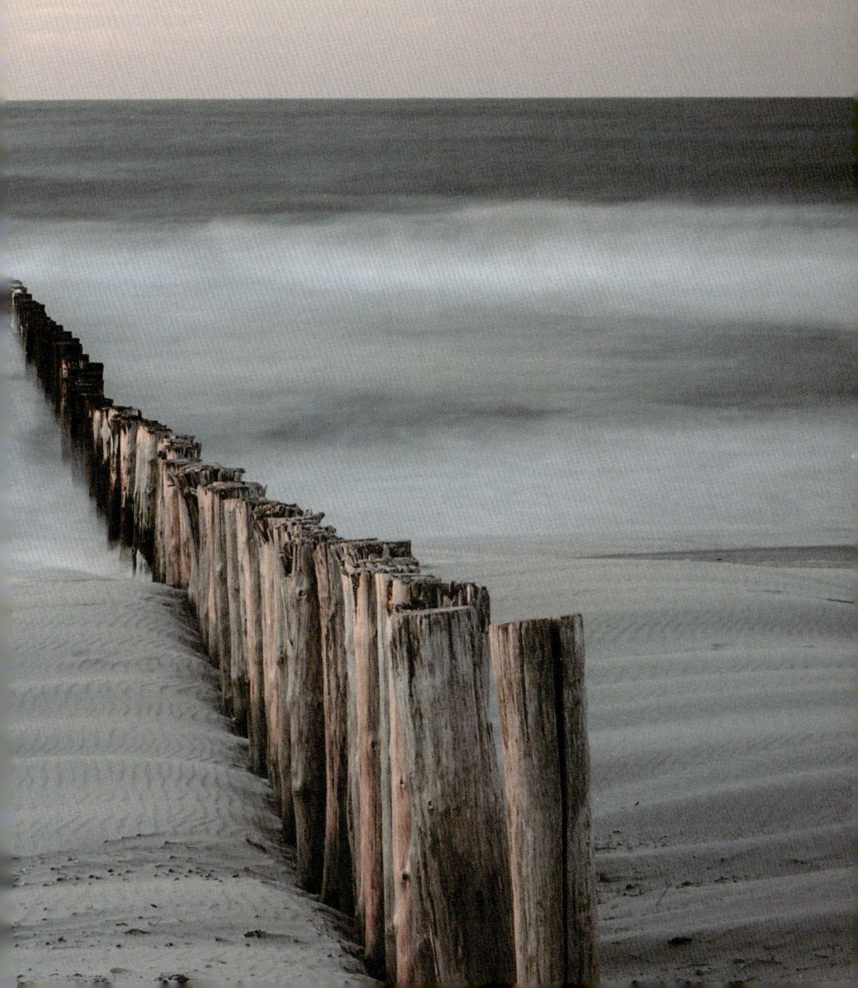

Gott, sei du meine Hoffnung!

Wenn ich um einen Menschen weine.
Wenn einer stirbt, den ich sehr geliebt habe.
Wenn jemand allzu früh aus dem Leben gerissen wird.
Wenn Verzweiflung um sich greift und ich frage: Warum?
Wenn ich mich hilflos und einsam fühle.
Wenn ich den Schmerz mit jemandem teile:
Wenn wir das Leiden gemeinsam tragen.
Wenn wir einander trösten als Glaubende.
Wenn wir im Sterben den Keim des Lebens sehen.

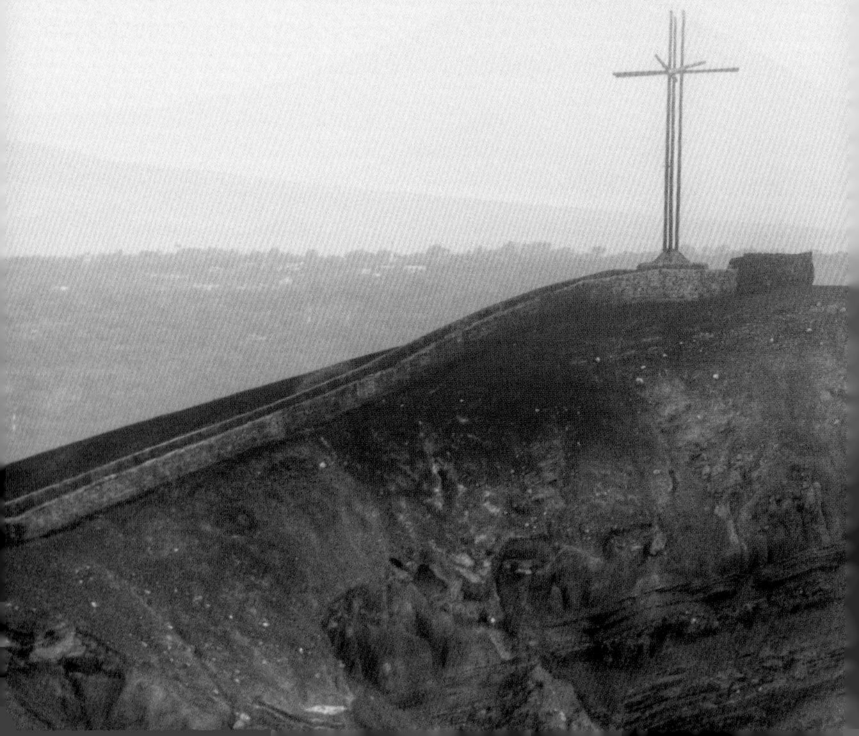

Gott, ich danke dir!

Für jedes gute Wort, das ich hören durfte.
Für jedes Zeichen der Liebe, das mir geschenkt wurde.
Für alles Gute, das ich empfangen habe.
Für das Schöne, das wir miteinander erleben konnten.
Für das Schwere, das uns aneinander reifen ließ.

Gott, schenke mir Zuversicht!

Du hast mich zum Leben erschaffen.
Du hast mir deinen Sohn Jesus als Erlöser gesandt.
Mit ihm hat dein Friedensreich bereits begonnen.
Du hast Christus, der für mich gestorben ist, auferweckt.
Du hast ihm ein Leben gegeben,
das keinen Tod mehr kennt.

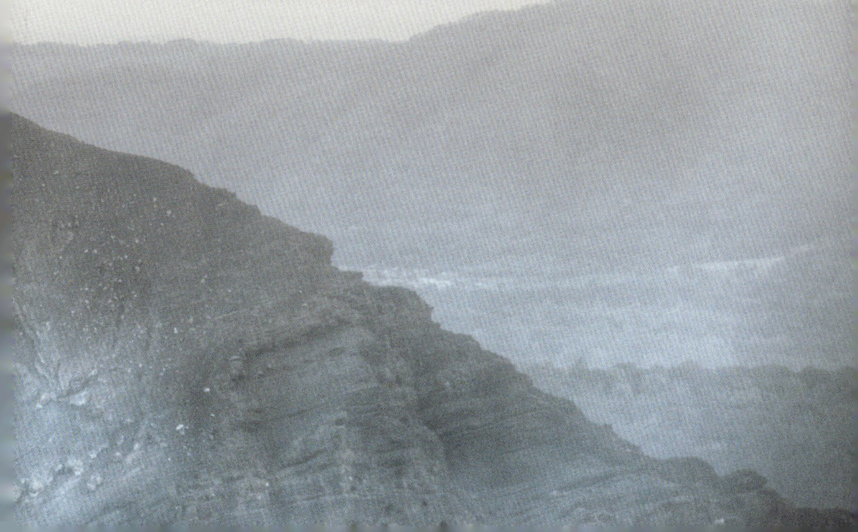

Festhalten und loslassen

Wir möchten so viel festhalten:
Stunden und Jahre, Begegnungen und Glück.
Und dennoch müssen wir immer wieder loslassen:
am Abend das Licht, am Morgen die Ruhe,
auf Reisen das Zuhause, im Schmerz das Glück.

Loslassen heißt nicht, alles laufen zu lassen.
Es heißt entspannen und zur Ruhe kommen,
von sich absehen, verschenken und freigeben,
vertrauen und Neues auf sich zukommen lassen.

Loslassen ist wie sterben:
Wir hängen am Leben und fürchten den Tod.
Doch am Ende gibt es nur eine einzige Lösung:

Alles loslassen und mich
in Gottes Hände fallen lassen.
Gott, der mich grenzenlos liebt.
Die Lösung heißt Erlösung.

Denn wir haben hier
keine Stadt, die bestehen bleibt,
sondern suchen die künftige.

Hebräer 13,13

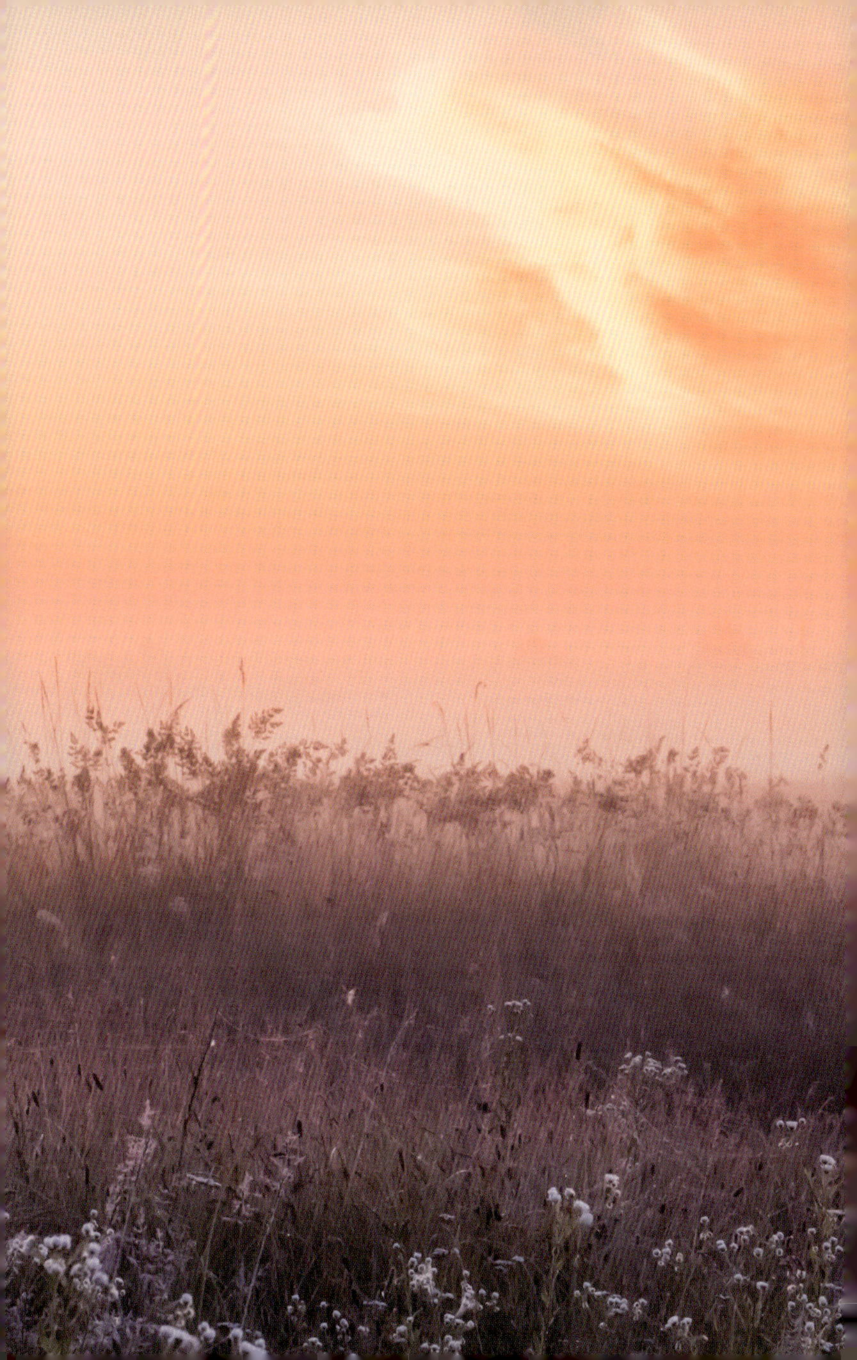

Heiterkeit

Wenn sich die Angehörigen eines Verstorbenen treffen, um die Beisetzung zu besprechen, geht es nicht immer traurig zu. Manchmal stellt sich eine heitere Stimmung ein, geprägt von Dankbarkeit und Hoffnung. Es wird vieles aus dem Leben des Verstorbenen erzählt, manche Details kommen erst jetzt ans Licht, ja, es wird mitunter sogar gelacht.

Wie kann man das angesichts des Todes? Als Christ darf ich mit einer Grundheiterkeit leben und sterben. Ich sehe nicht nur meine Lebenslast, sondern auch meine Lebenslust. Ich liebe das Leben, weil ich angenommen bin von Gott. Ich muss mir den Himmel nicht verdienen, er ist mir bereits geschenkt.

Ich glaube, dass Gott mich kennt und liebt. Dass er meinem Leben Halt und Sinn gibt. Deshalb kann mein Leben nicht mehr scheitern. Ich bin erlöst, und das bedeutet für mich, schon jetzt in einer ganz großen Freiheit zu leben. Der Himmel ist mir schon in der Taufe geschenkt worden – durch Jesu Tod und Auferstehung. Wer glaubt, dass er ewig ist, der kann sein Leben wagen, mit ganz viel Gelassenheit und Selbstvertrauen. Weil ich erlöst bin, kann ich selbstvergessen lieben. Und heiter leben.

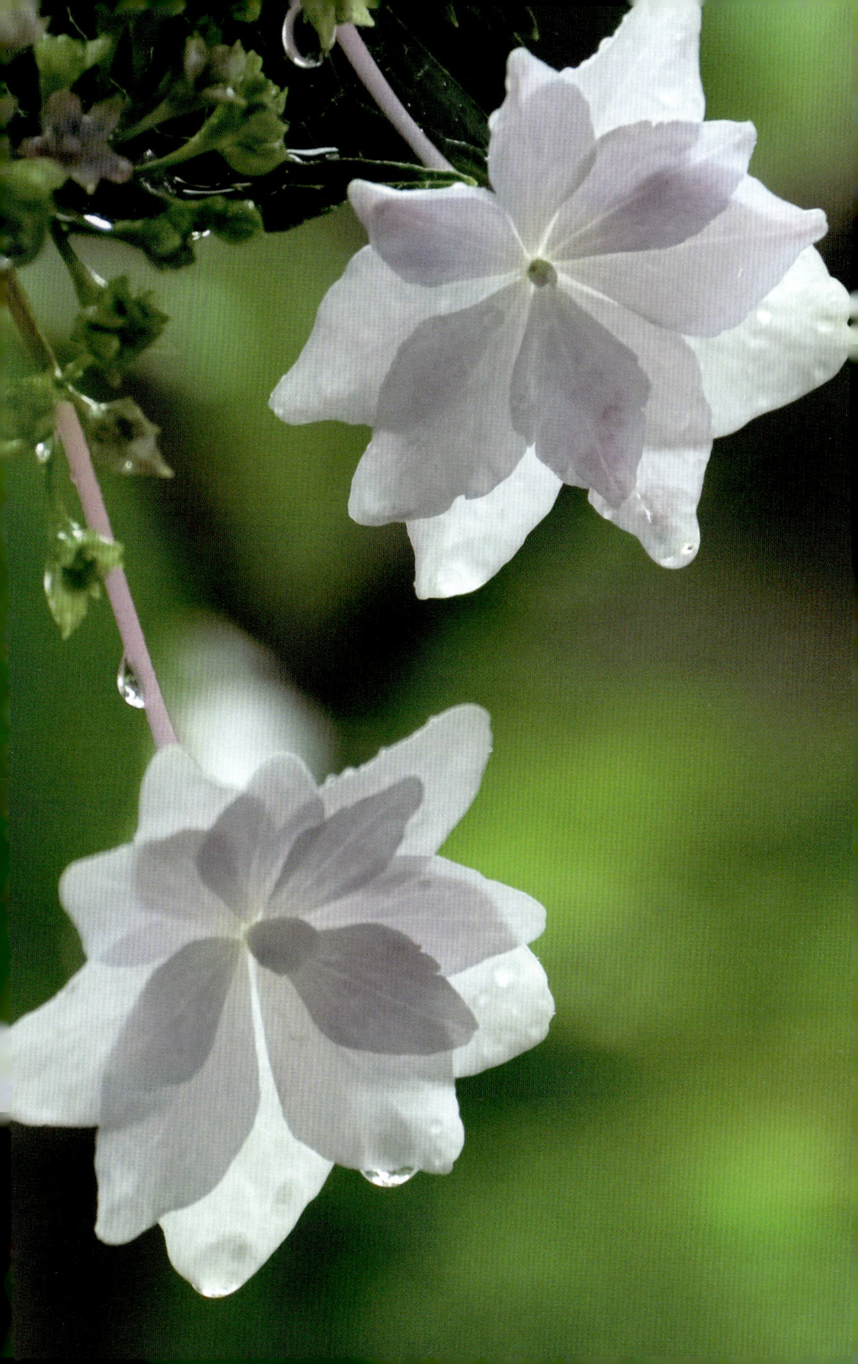

Klagen und trauern

Leiden und Sterben der Menschen geben unlösbare Rätsel auf. Deshalb darf ich im Angesicht des Todes klagen und hadern.

Ich bete: „Lebendiger Gott, du hörst und verstehst mich auch dann noch, wenn ich hadere und zweifle. Deshalb rufe ich zu dir und bitte: Lass mich nicht verstummen, wenn ich dich nicht mehr verstehe; gib mir die Zuversicht, dass ich nicht ins Leere klage, weil du mich kennst und mit mir bist. Denn dein Sohn Jesus Christus, mein Erlöser, lebt. Das will ich glauben. Amen."

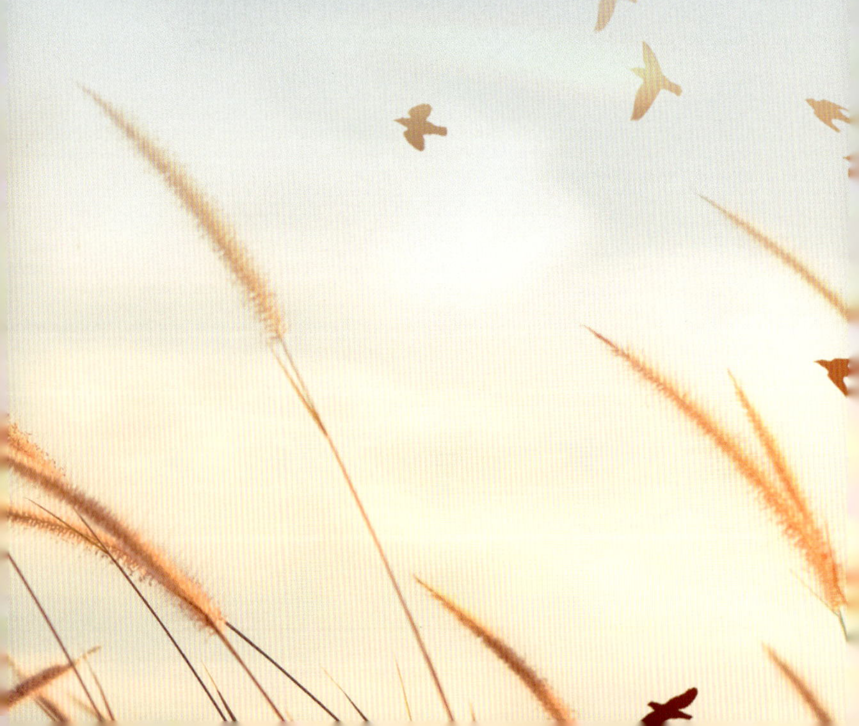

Als Christ darf ich aufrichtig trauern, anderen beistehen und sie trösten, denn mein Leben und Sterben liegt in Gottes Hand. Wer an die Auferstehung und das ewige Leben glaubt, kann den Menschen auch in dunklen Stunden nahe sein. Jesus selbst konnte weinen und traurig sein; er, der von sich gesagt hat: „Ich bin die Auferstehung und das Leben“ (Johannes 11,25).

Ich bete: „Herr, heiliger Gott, dein Sohn Jesus Christus hat um seinen toten Freund Lazarus geweint. Ich bitte dich: Sei auch mir nahe in meiner Trauer. Schenke mir die Kraft, andere zu trösten und ihnen nahe zu sein. Amen.“

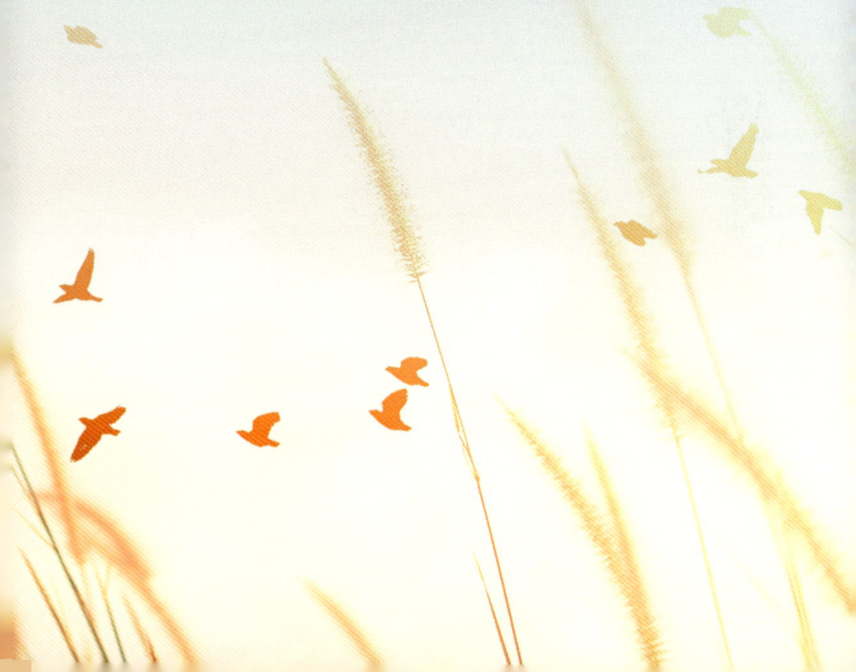

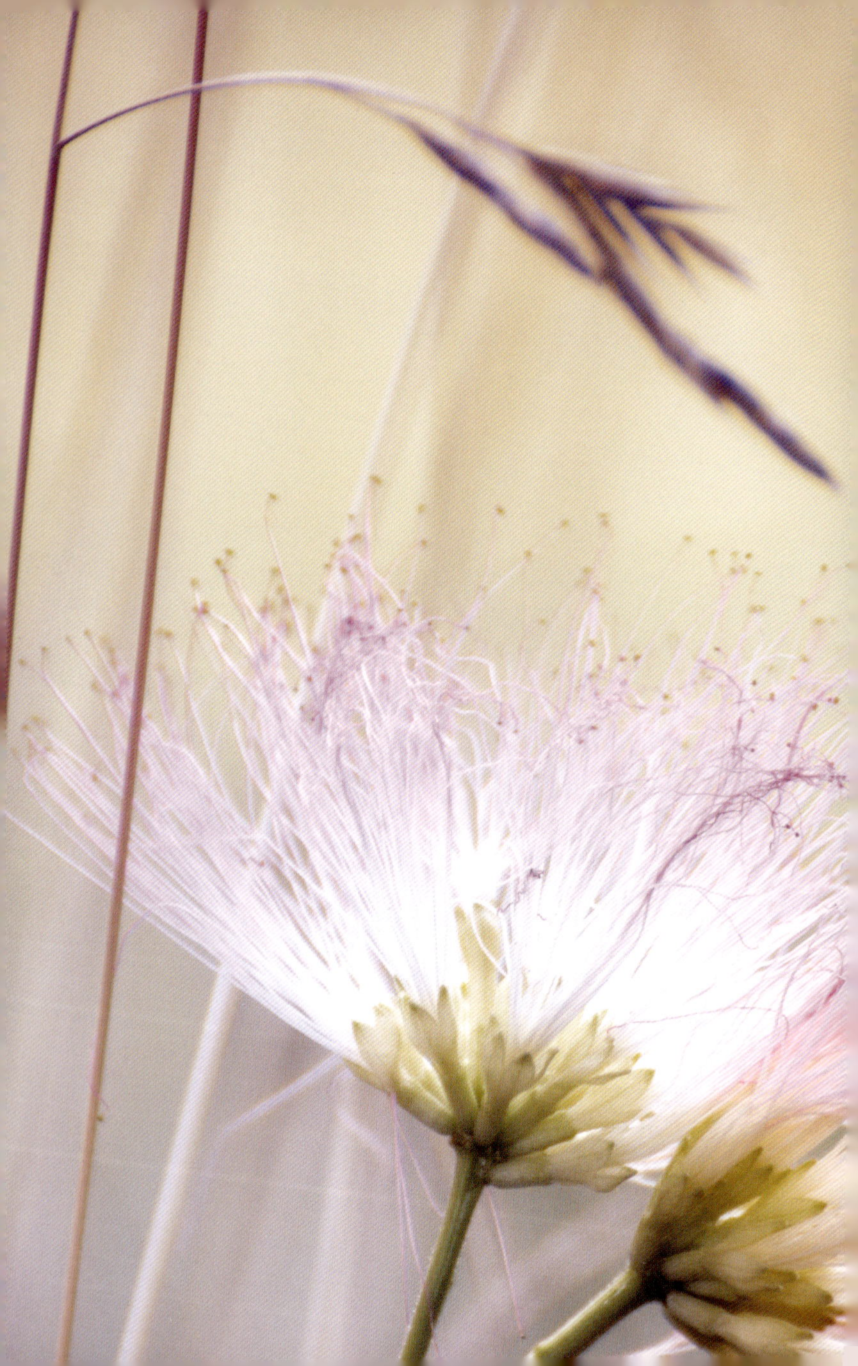

*Gott ist dem Leiden näher
als dem Glücklichsein.
Ihn im Leiden finden
gibt Frieden, Ruhe
und ein starkes Herz.*

Dietrich Bonhoeffer

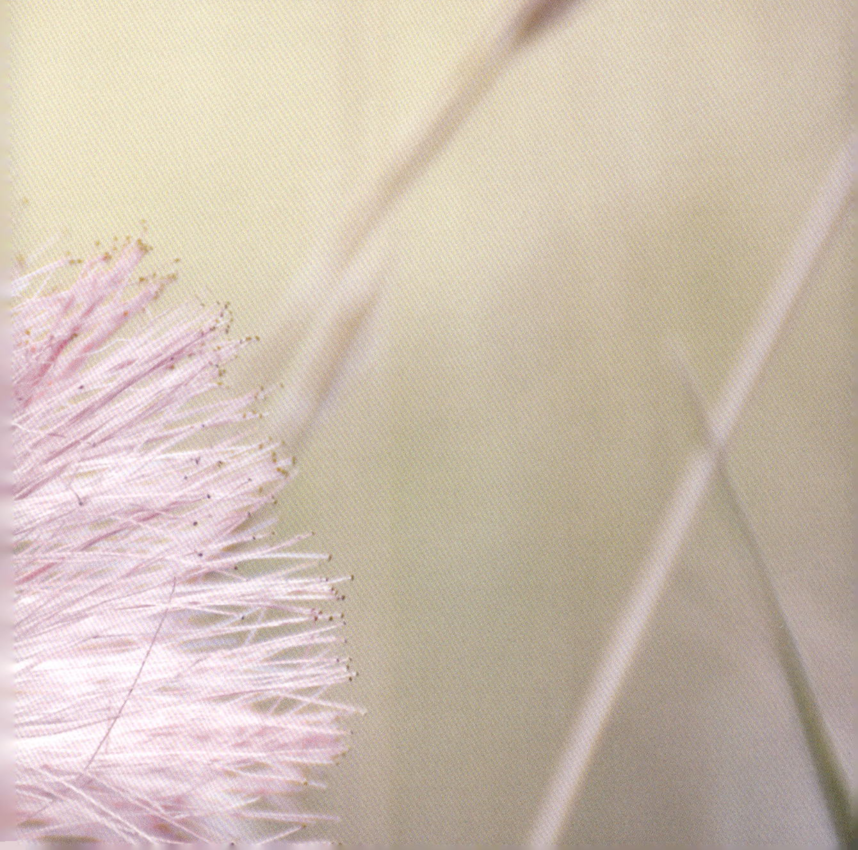

Meinen Weg finden

Nicht immer ging mein Weg geradeaus.
Ich habe Umwege hinter mir,
Irrwege belasten mich.

Leben ist oft Leerlauf,
aber niemals Rückwärtsgang.
Die Zeit läuft, flieht dahin,
ich kann nichts ungeschehen machen.

Meine Umwege waren oft Hinwege,
meine Irrwege ließen mich reifen.
Noch im Wanken und Fallen
wurde mein Schritt fester.

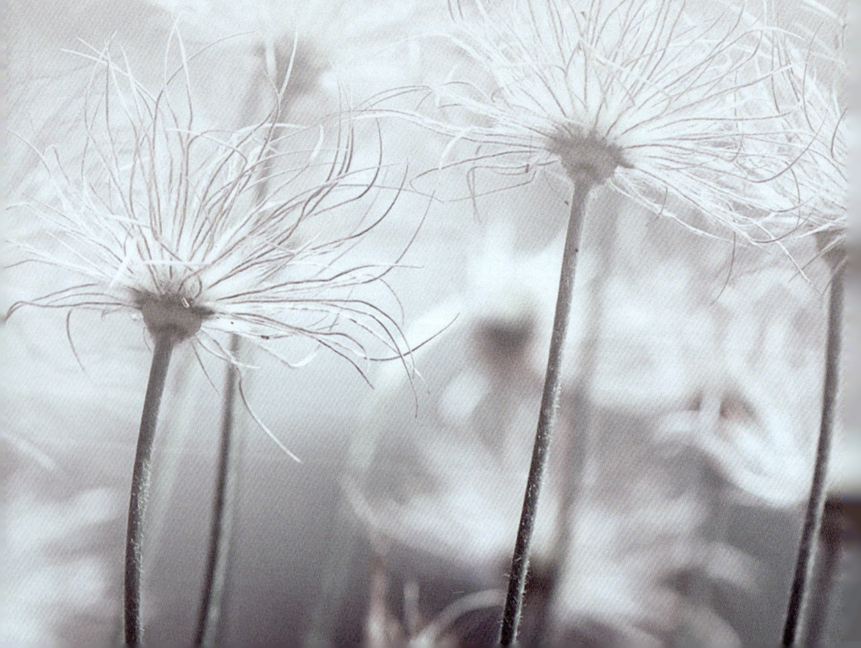

Auf allen Wegen
säumten Menschen meinen Weg,
und der Fluss des Lebens
stand niemals still.

Ich ahne:
Es gibt ein Ziel,
ein Gemeinsames;
es gibt – Dich.

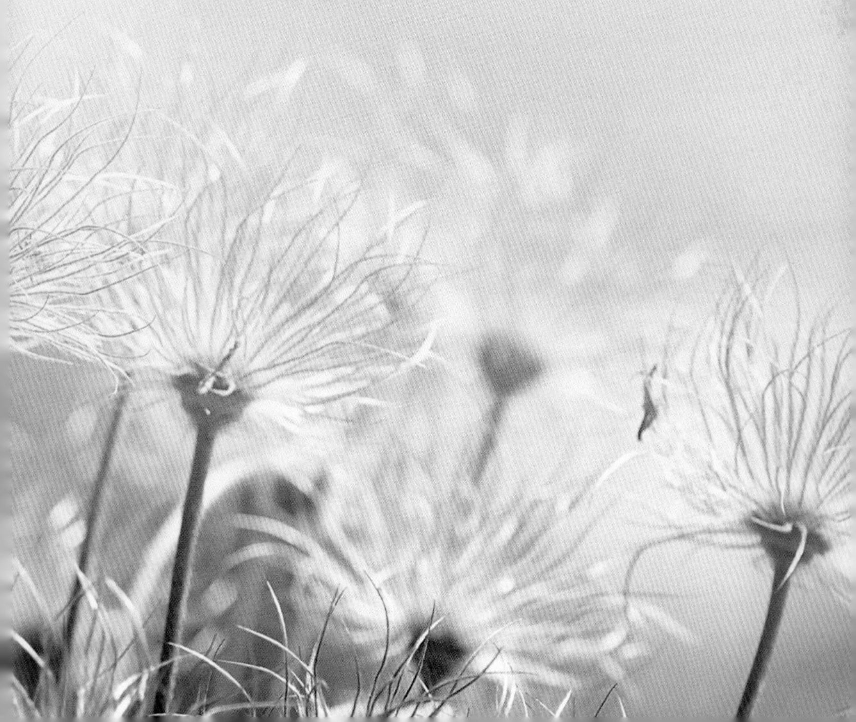

Entweder – oder

Du kannst weinen, weil du sterben musst,
oder du kannst lächeln, weil du leben darfst.
Du kannst wünschen, dass du zurückkommst,
oder du kannst die Spuren sehen,
die du hinterlassen hast.

Dein Herz kann leer sein,
weil du deine Lieben nicht sehen kannst,
oder du kannst voller Liebe sein,
die ihr miteinander geteilt habt.

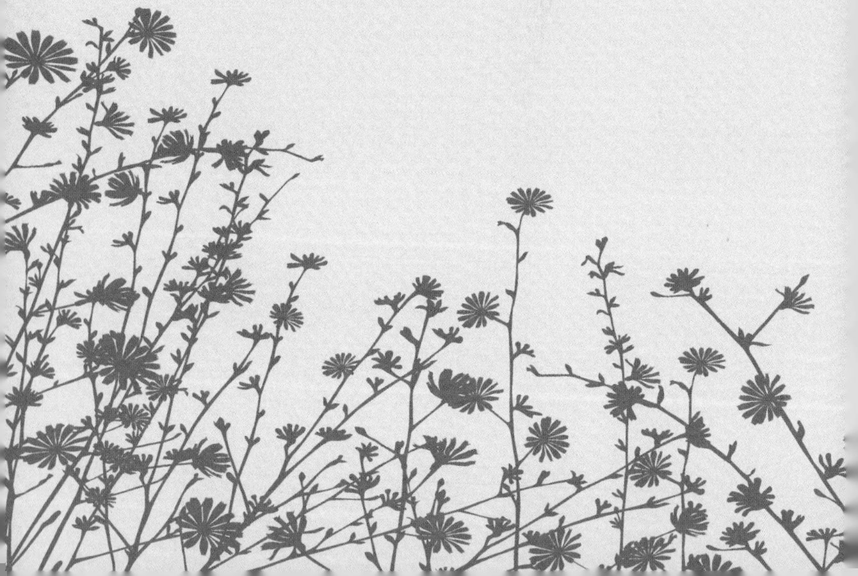

Du kannst dich von der Zukunft abwenden
und im Gestern leben,
oder du kannst morgen glücklich sein
wegen deiner Vergangenheit.

Du kannst dich erinnern an das Sterben,
oder du kannst die Erinnerung aufleben lassen.
Du kannst weinen und dich verschließen,
oder du kannst tun, lächeln, lieben und weiterleben.

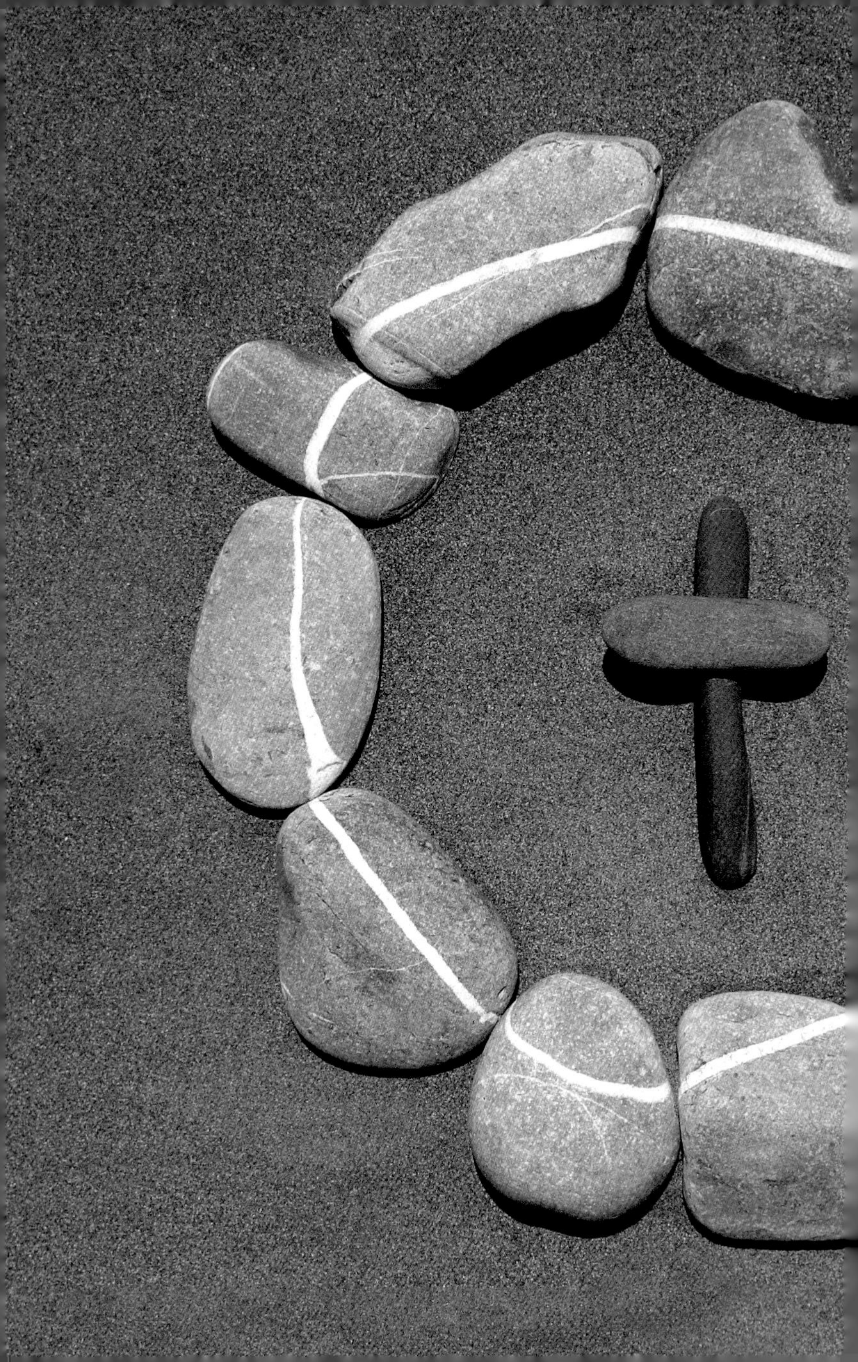

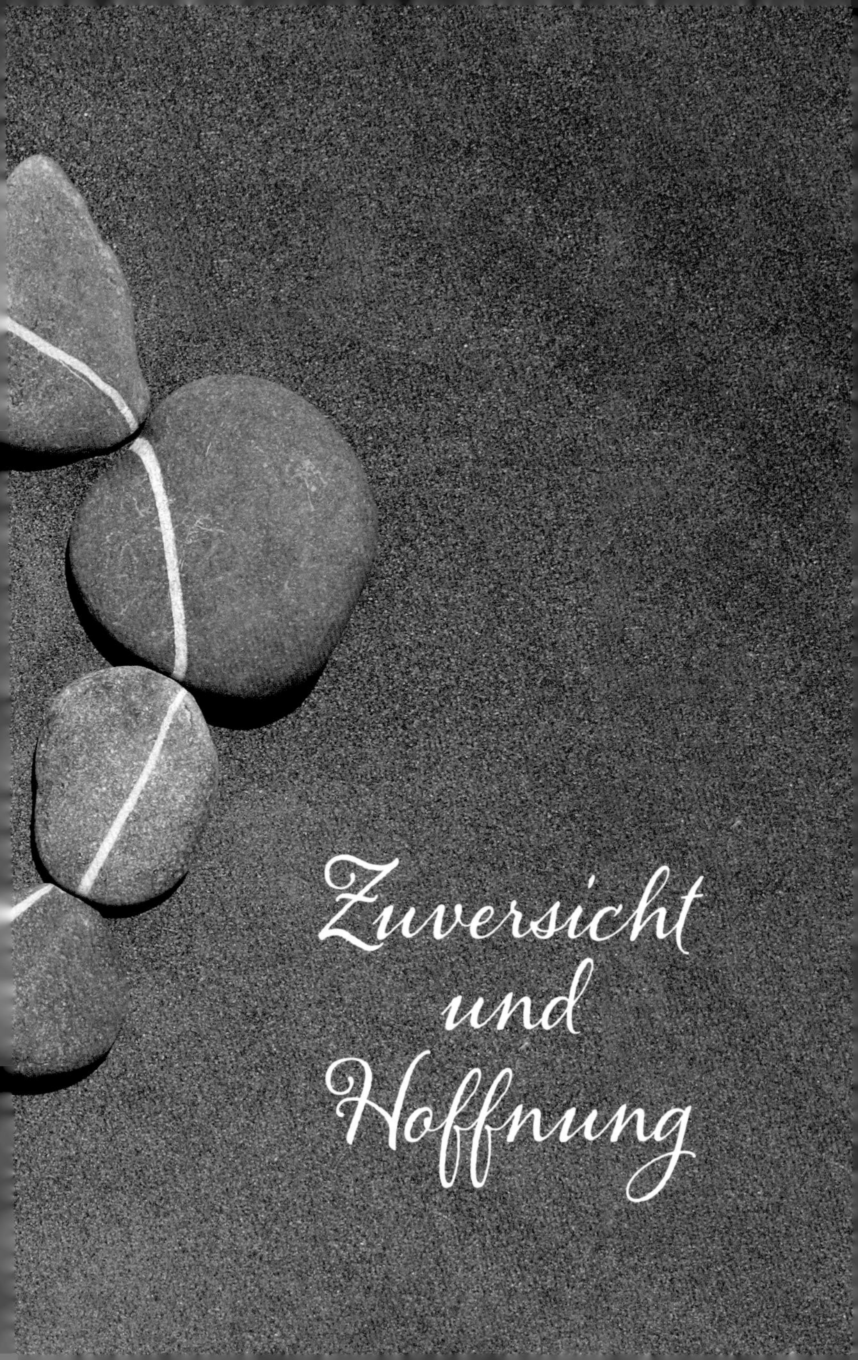
Zuversicht
und
Hoffnung

Das Zeitliche segnen

Für „sterben" sagte man früher auch: „das Zeitliche segnen". Ein Mensch, der gestorben ist, hat das Zeitliche gesegnet. Segnen bedeutet: jemandem Leben, Gedeihen und Wachstum wünschen. Segnen heißt auf Latein „benedicere", wörtlich übersetzt: „Gutes sagen". Wer gesegnet wird, über den soll Gutes gesagt werden im Namen Gottes. Ein Segen ist umsonst, aber nicht vergeblich. Er kostet nichts, aber er kann das Leben verändern. Denn wer gesegnet ist, wird für andere zum Segen.

„Das Zeitliche segnen" heißt dann: Jemand wünscht seiner eigenen Zeit, seinem bisherigen Leben und der ganzen Welt Leben, Gedeihen und Wachstum. Man soll Gutes über ihn sagen im Namen Gottes. Alle Zeit, die bisher gewesen ist, soll vollendet sein. Doch nun kommt etwas Neues. Wenn die Zeit gesegnet ist, kann die Ewigkeit beginnen.

Meine Zeit

Meine Zeit ist ein ebenso großes Geschenk wie das Leben selbst. Dass ich sterblich bin, macht meine Lebenszeit umso kostbarer, unwiederbringlich einmalig. Nur Gott selbst unterliegt nicht den Gesetzen der Zeit: „Tausend Jahre sind für dich wie der Tag, der gestern vergangen ist" (Psalm 90,4). Die Geschichte der Menschen hat einen Anfang und ein Ziel, sie beginnt mit der Schöpfung und endet mit der Wiederkunft Jesu Christi am Ende der Zeit.

Die Wahrnehmung der Zeit kann sehr verschieden sein: Ereignisarme Zeiten erlebe ich als langweilig, ereignisreiche Zeiten als kurz. Wenn ich mich später daran erinnere, ist es genau umgekehrt: Dann erscheinen mir die Zeiten, in

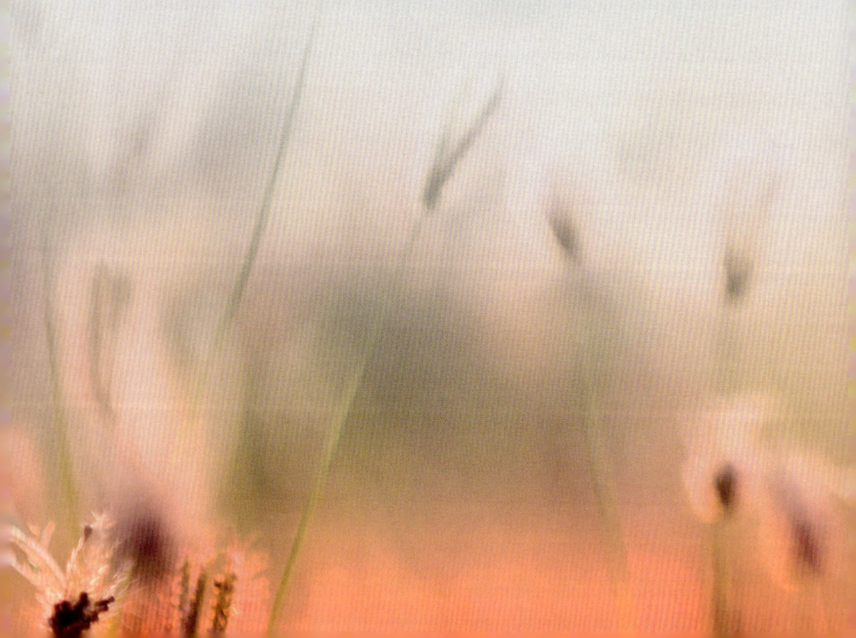

denen ich viel erlebt habe, als sehr lang; die Zeiten aber, in denen nur wenig geschehen ist, vergesse ich schnell. Dass Gott die Zeit in Händen hält, tröstet mich.

Vergangenheit und Zukunft sind Zeitformen, aber die Gegenwart kann sowohl zeitlich als auch räumlich gedacht werden: Wir können präsent sein sowohl am Ort als auch in der Zeit. Gott ist reine Gegenwart, er ist überall zu orten, aber nirgends zu lokalisieren. Obwohl er unendlich ist und ewig, also jenseits von Raum und Zeit, zeigt er sich stets im Hier und Jetzt. Gott – das große Geheimnis des Seins, hinter allen Dingen und in jedem Menschen.

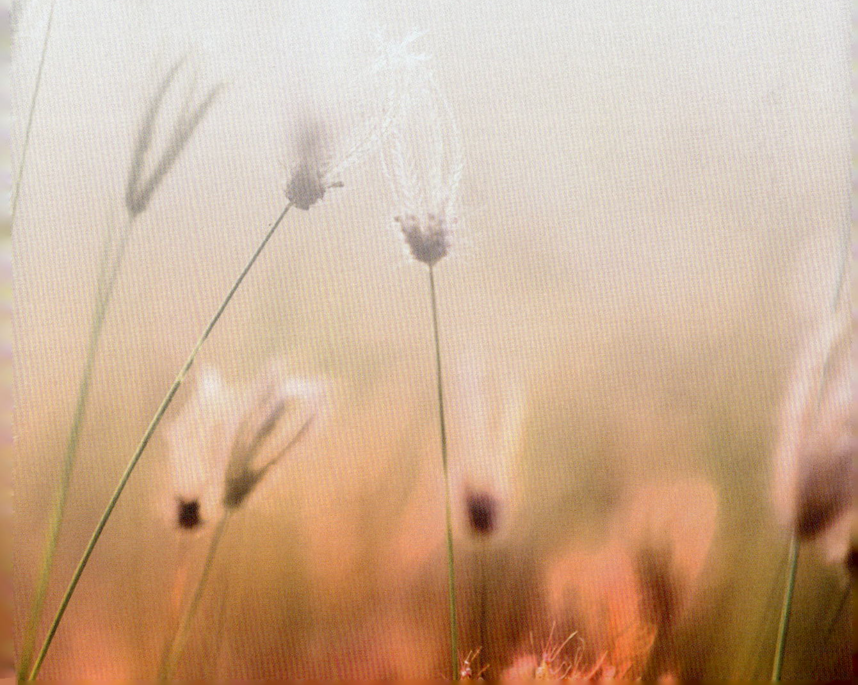

Die Zeit, Gott zu suchen,
ist das Leben.
Die Zeit, Gott zu finden,
ist der Tod.
Die Zeit, Gott zu besitzen,
ist die Ewigkeit.

Franz von Sales

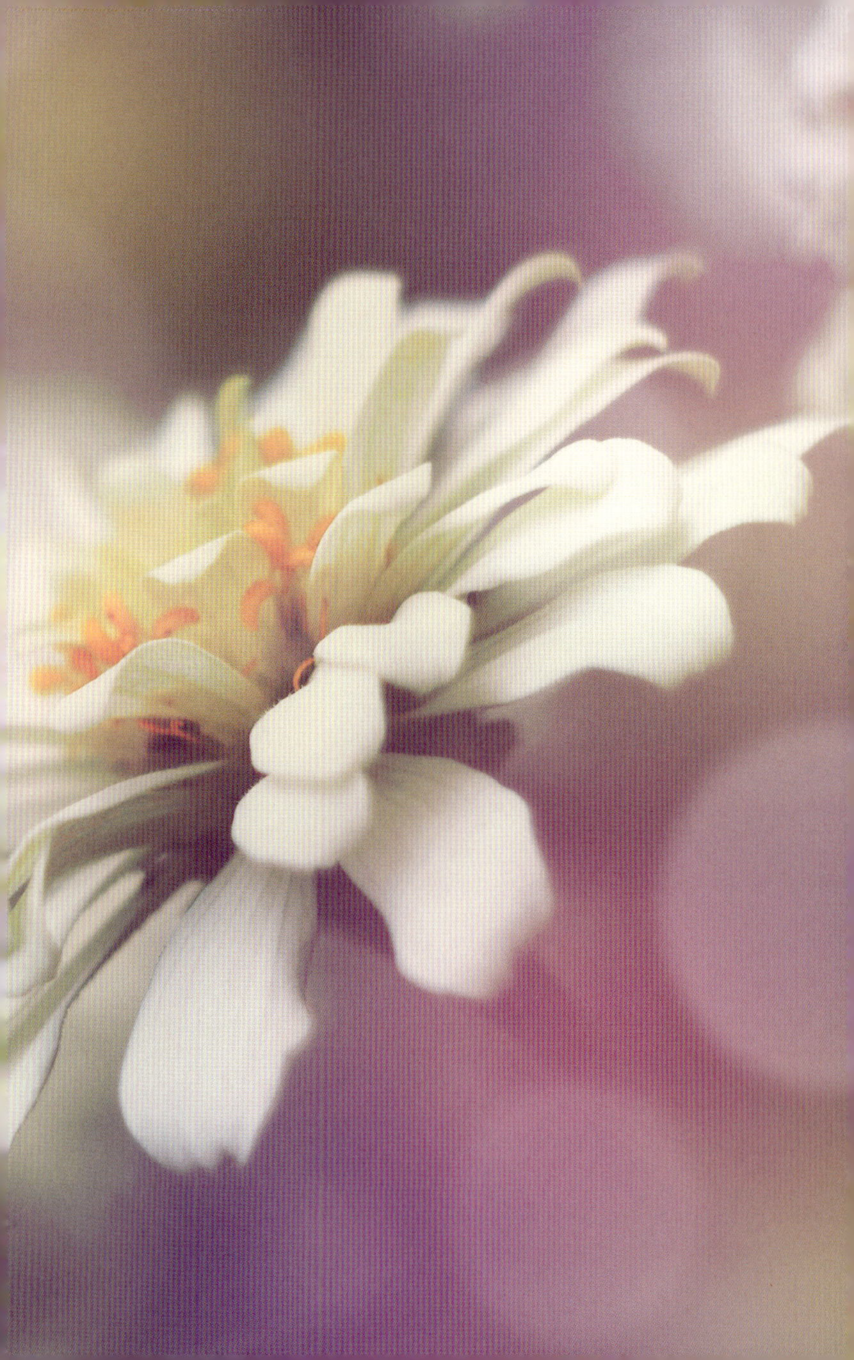

Rückblick

Wir haben Höhen und Tiefen
hinter uns.

Häufig haben wir gefragt:
Wie schaffen wir das nur?
Noch öfter hieß es hinterher:
Wie haben wir das nur geschafft?

Gott gab die Kraft
nicht im Vorhinein,
sondern immer erst dann,
wenn wir sie brauchten.

Nun schenkt er Leben
im Nachhinein,
denn wir brauchen ab jetzt
nur noch ihn.

Wir haben Gott in uns
und bleiben eins in ihm.

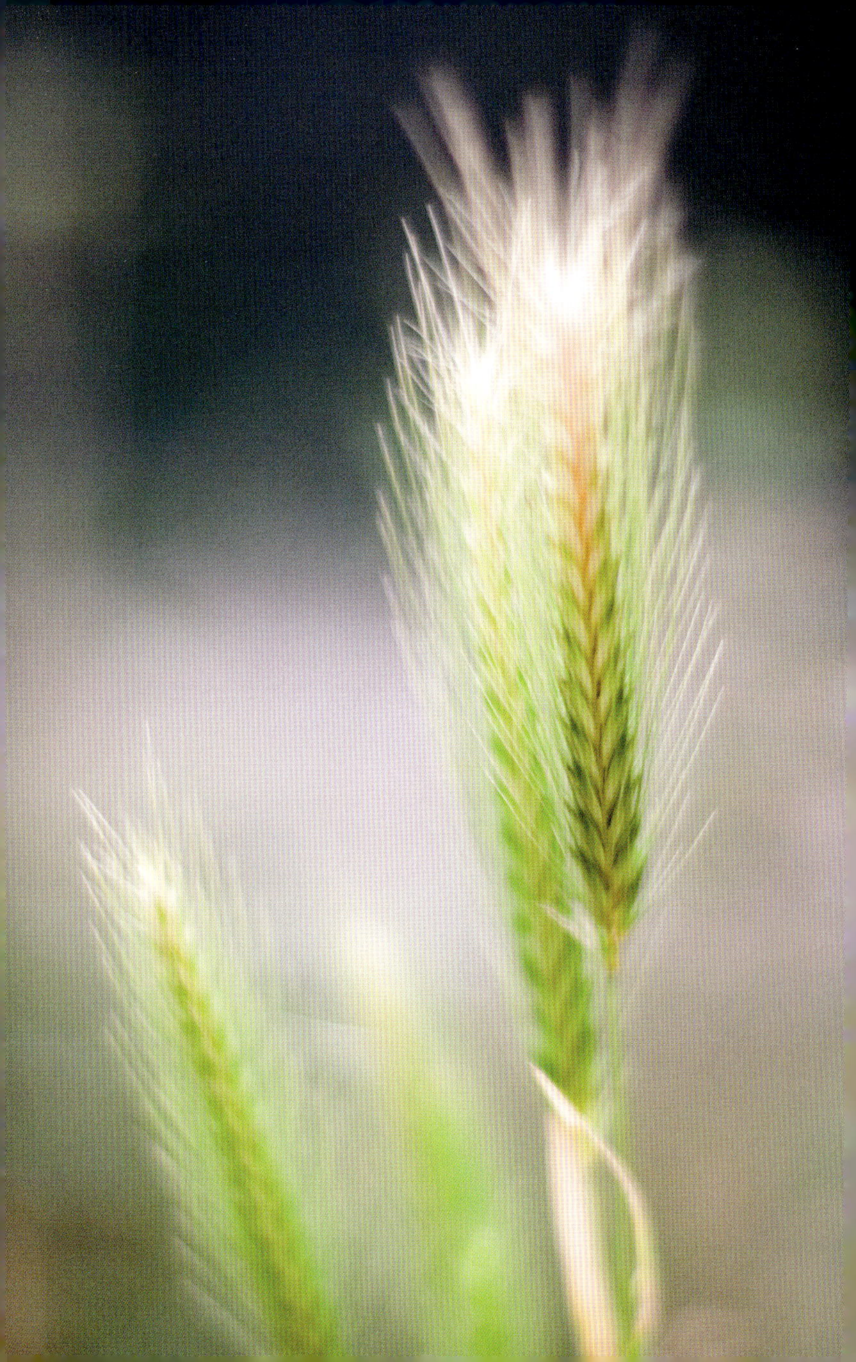

Furcht und Angst

„Hab doch keine Angst!" Das sagt sich so leicht. Geht das überhaupt? „Fürchte dich nicht" oder „Fürchtet euch nicht" – dieser Appell kommt in der Bibel 365-mal vor. So, als müsste man sich jeden Tag wenigstens einmal sagen lassen, dass wir keinen Grund zum Fürchten haben. Wenn ich mich vor etwas fürchte, dann weiß ich genau, wovor; ich kenne die Bedrohung und kann etwas dagegen tun. Angst dagegen ist diffuser.

In der Umgangssprache unterscheiden wir nicht zwischen Angst und Furcht. Aber es gibt einen Unterschied. Furcht hat eine Richtung, sie ist etwas, worauf ich mich einstellen

kann, wo ich agieren kann, womit ich lernen kann, umzugehen. Angst habe ich vor allem, dem ich ohnmächtig ausgeliefert bin und das ich nicht beeinflussen kann.

Ich habe Angst vor dem Kranksein und dem Sterben, weil ich ja nicht wissen kann, wie es einmal sein wird, weil ich es mir als sehr mühsam und schmerzhaft vorstelle. Aber vor dem Tod habe ich keine Angst. Ich fürchte den Tod nur, weil ich ja jetzt schon weiß, dass er eines Tages kommen wird. Ich kann mich also darauf einstellen, kann damit umgehen. Deshalb habe ich Angst vor dem Sterben, aber nicht vor dem Tod.

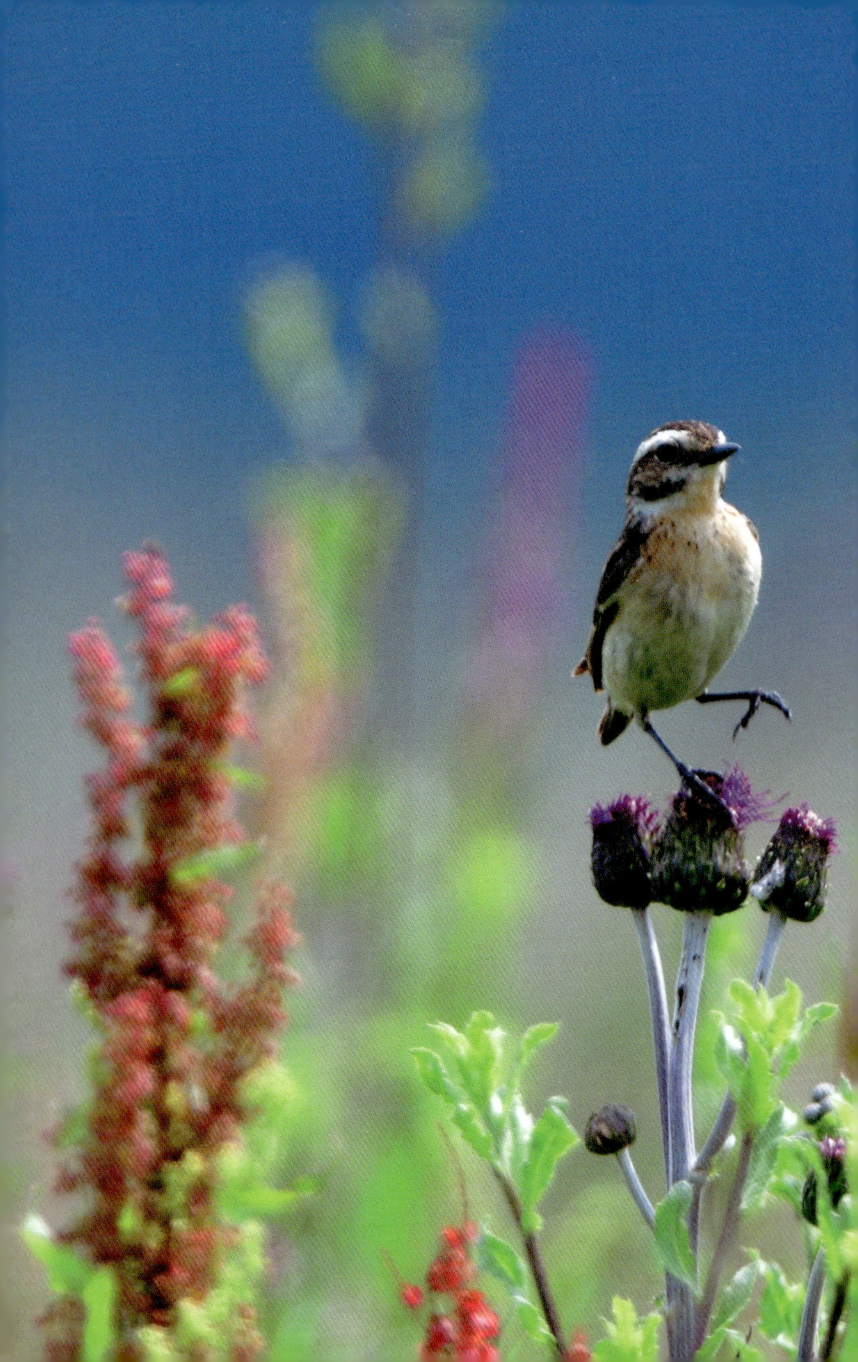

Fürchte dich nicht, denn
ich habe dich ausgelöst,
ich habe dich
beim Namen gerufen,
du gehörst mir.

Jesaja 43,1

Trauern und vertrauen

Unsere Sprache ist die Genetik der Kultur. So wie man aus den biologischen Genen herauslesen kann, wie sich das Leben entwickelt hat, so kann man aus verwandten Wörtern heraushören, wie die Kultur fortgeschritten ist. Vor allem wird deutlich, woher bestimmte Haltungen und Verhaltensweisen stammen.

So steckt im Trauern nicht nur die Traurigkeit, sondern auch das Vertrauen. Das ist wie bei weiteren verwandten Wörtern, zum Beispiel bei der Trauung, also der Eheschließung. Zwei Menschen haben Vertrauen in die Zukunft, sie haben Traute für diesen großen Schritt. Und das, ohne zu wissen, ob es gut werden wird. Es bleibt ein Wagnis, ein Abenteuer.

Wenn ich jemandem vertraue, weiß ich nie, ob dieses Vertrauen trügt oder trägt. Ich muss mich schlichtweg darauf verlassen, dass ich nicht hinters Licht geführt werde und es jemand gut mit mir meint. Beweise gibt es jedenfalls nicht, weder für die Liebe noch für das Vertrauen noch für den Glauben.

Ich muss mich darauf verlassen – auch das ist ein sprechendes Wort. Um jemandem wirklich vertrauen zu können, muss ich mich selbst verlassen, also aus mir herauskommen und ein Stück Selbstbehauptung aufgeben. Je mehr ich mich selbst verlassen kann, desto besser kann ich vertrauen. Deshalb ist auch meine Trauer von Vertrauen geprägt. Weil ich mich auf Gott verlassen kann.

Sich verlassen

Ich verlasse mich auf dich,
mein Gott, ganz und gar,
weil du verlässlich bist.

Ich verlasse mich auf dich,
mein Gott, auf dein Wort.
Was du sprichst, hast du versprochen.

Ich verlasse mich selbst, meine Angst,
meine Schuld und meinen Stolz.
Das alles lasse ich los,
denn solange du mich festhältst,
brauche ich nichts im Griff zu haben.

Ich verlasse mich auf dich,
mein Gott, ganz und gar,
weil du verlässlich bist.

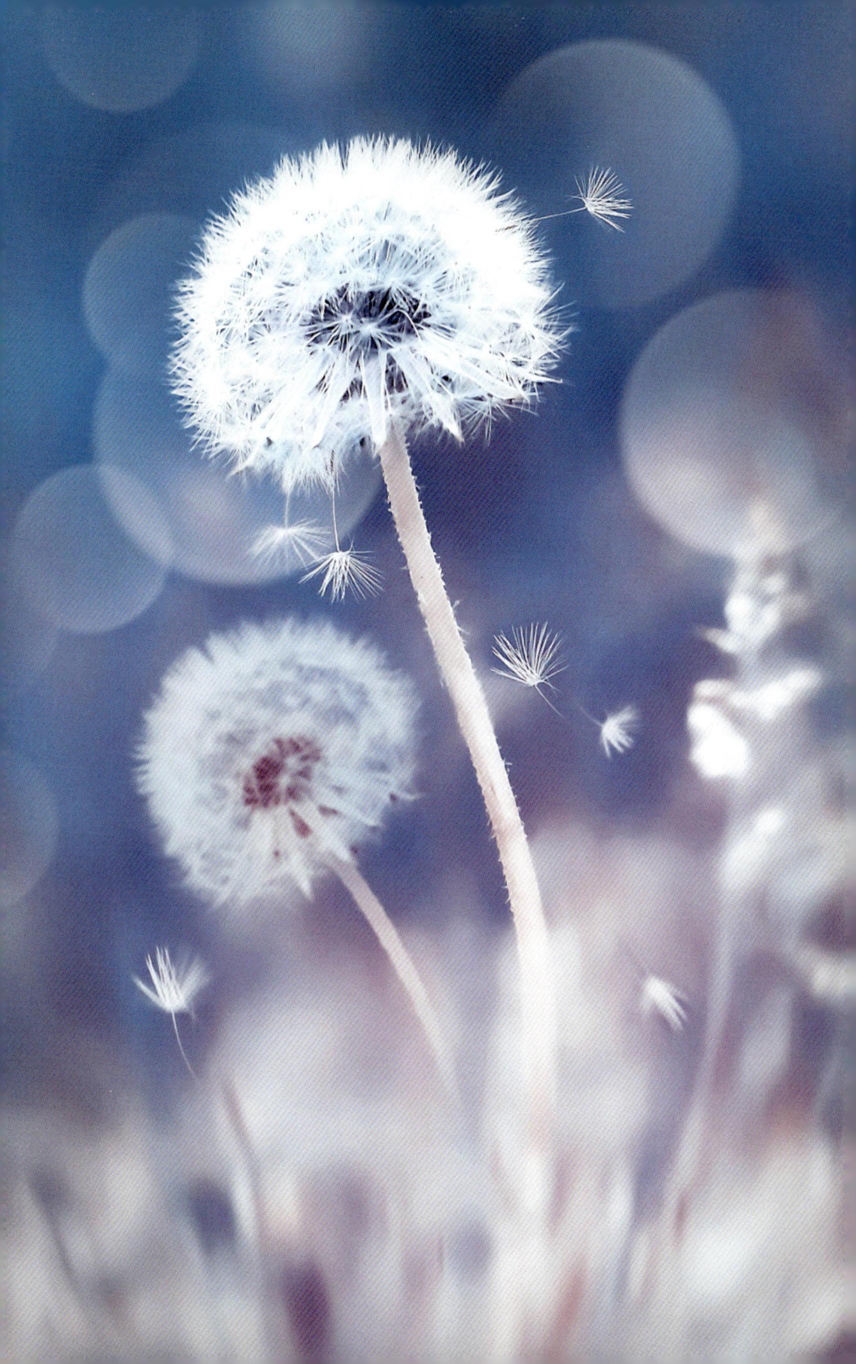

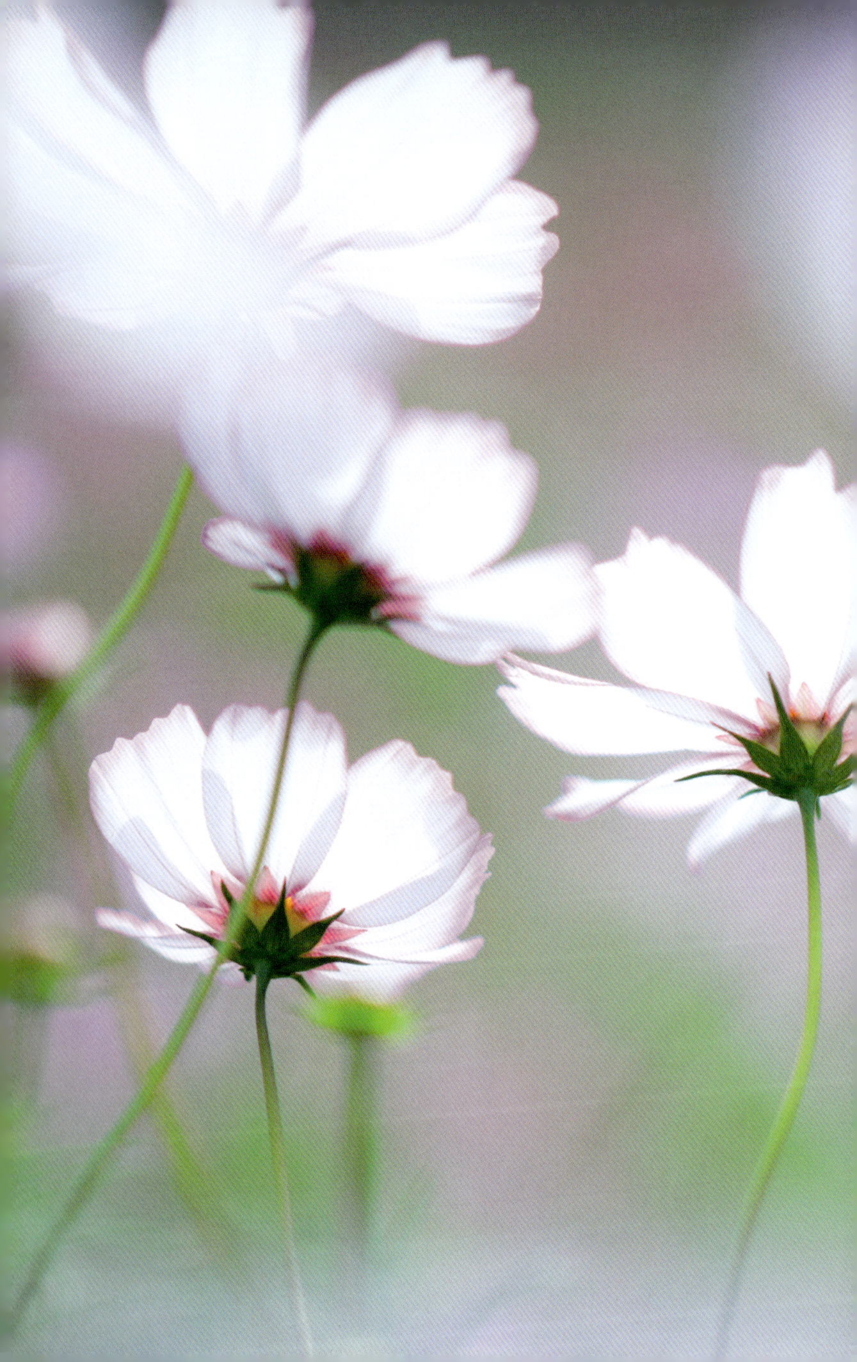

*Zu dir hin hast du
uns erschaffen,
und unruhig
ist unser Herz,
bis es zur Ruhe
kommt in dir.*

Aurelius Augustinus

Weil er gut ist

„Habe ich wohl genug Gutes getan?" – So fragen manchmal Menschen, die spüren, dass sie bald sterben werden. Sie haben Angst, dass ihre Lebensleistung nicht ausreichen könnte. Der Glaube sagt etwas ganz anderes: Gott liebt mich nicht, weil ich gut bin, sondern weil er gut ist. Gott liebt mich vor aller Leistung und nach aller Schuld.

Christen fragen gar nicht danach, ob sie wohl zu Gott kommen. Denn Gott ist zu den Menschen gekommen – in Jesus Christus. Niemand muss sich deshalb den Himmel verdienen, er ist offen. Dafür stehen der Tod und die Auferstehung Jesu Christi.

Ich tue das Gute, weil Gott mich zuerst geliebt hat, also aus Dankbarkeit, und nicht, um mir dadurch irgendetwas zu verdienen. Was wäre das auch für ein Gott, der meine Guttaten nur zusammenrechnet und dann am Ende auszahlt, was ich mir bei ihm erarbeitet habe?

Wer geliebt wird, der tut das Gute nicht mehr nur aus Pflicht, schon gar nicht aus Angst, sondern allein aus Liebe. Wenn das so ist, dann kommt es nicht mehr darauf an, alles im Leben richtig zu machen. Sondern es kommt darauf an, etwas zu wagen.

Letzte Gelegenheit

In früheren Jahren war die irdische Lebenserwartung wesentlich geringer als heute. Man lebte dreißig oder vierzig Jahre. Aber dann erhoffte man noch eine ganze Ewigkeit! Heute lebt man länger, aber insgesamt kürzer, weil ohne Hoffnung. Denn wer den Himmel verliert, wer keine Ewigkeit mehr sucht, verliert sich in der Zeit.

Hast und Eile des modernen Menschen haben ihren Grund in der Angst vor dem Tod. Viele können nicht mehr an die Ewigkeit glauben. Deshalb meinen sie, aus ihrem kurzen Erdenleben alles herausholen zu müssen, was womöglich drinsteckt.

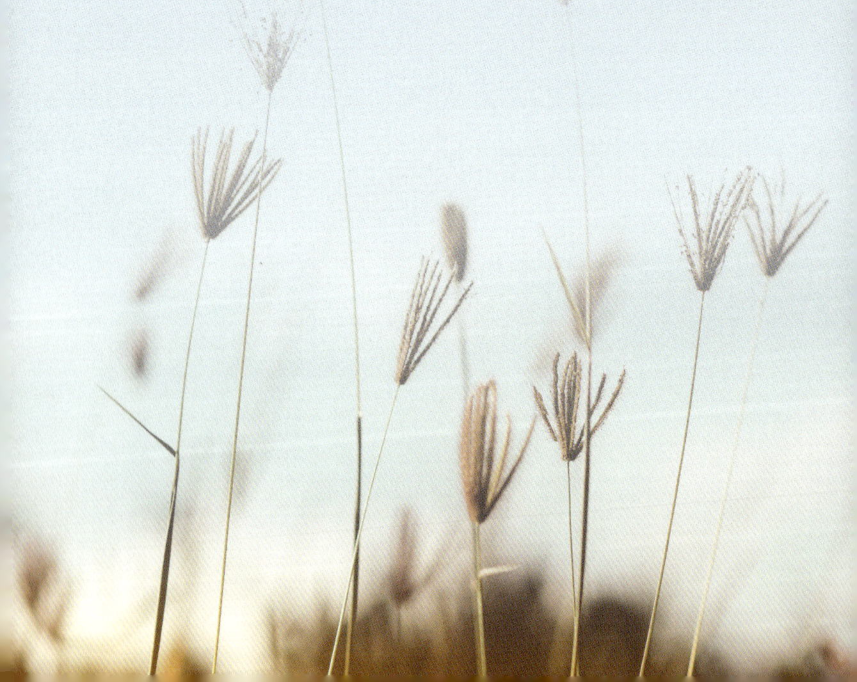

Dadurch ist das irdische Leben zur letzten Gelegenheit geworden, die man keinesfalls verpassen darf. Bei unserer maßlosen Sehnsucht nach Glück sind unsere Erdenjahre immer zu wenig. Deshalb überfordern sich viele Menschen selbst. Ihr Leben wird hastig und schnell, manche arbeiten ständig über ihre Kraft.

Ich möchte ausbrechen aus der Enge der Diesseitigkeit, den Himmel offen halten, das Leben als Geschenk annehmen. Wer sich an Gott bindet, wird unabhängig von allen anderen. Nur wer den Schöpfer akzeptiert, bleibt sein Original.

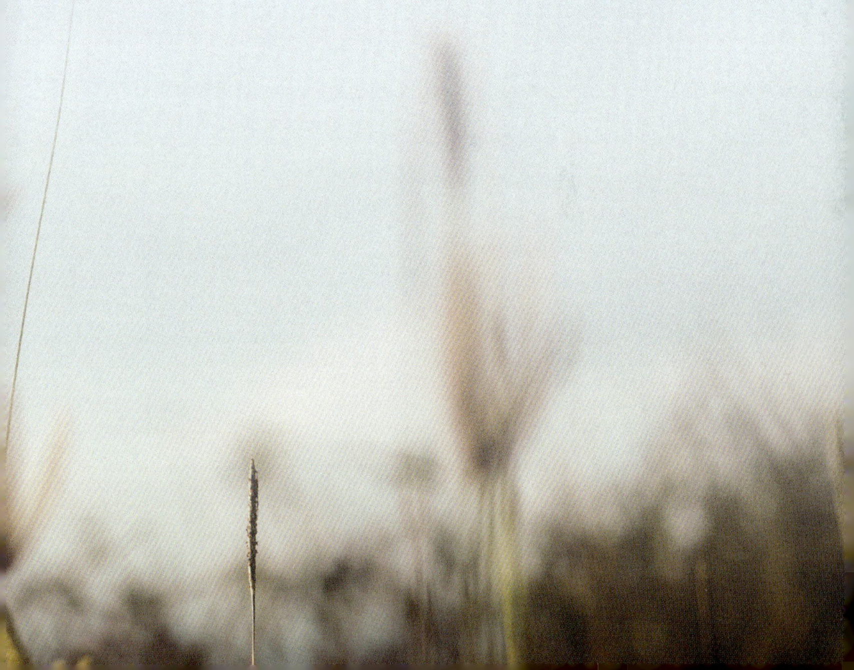

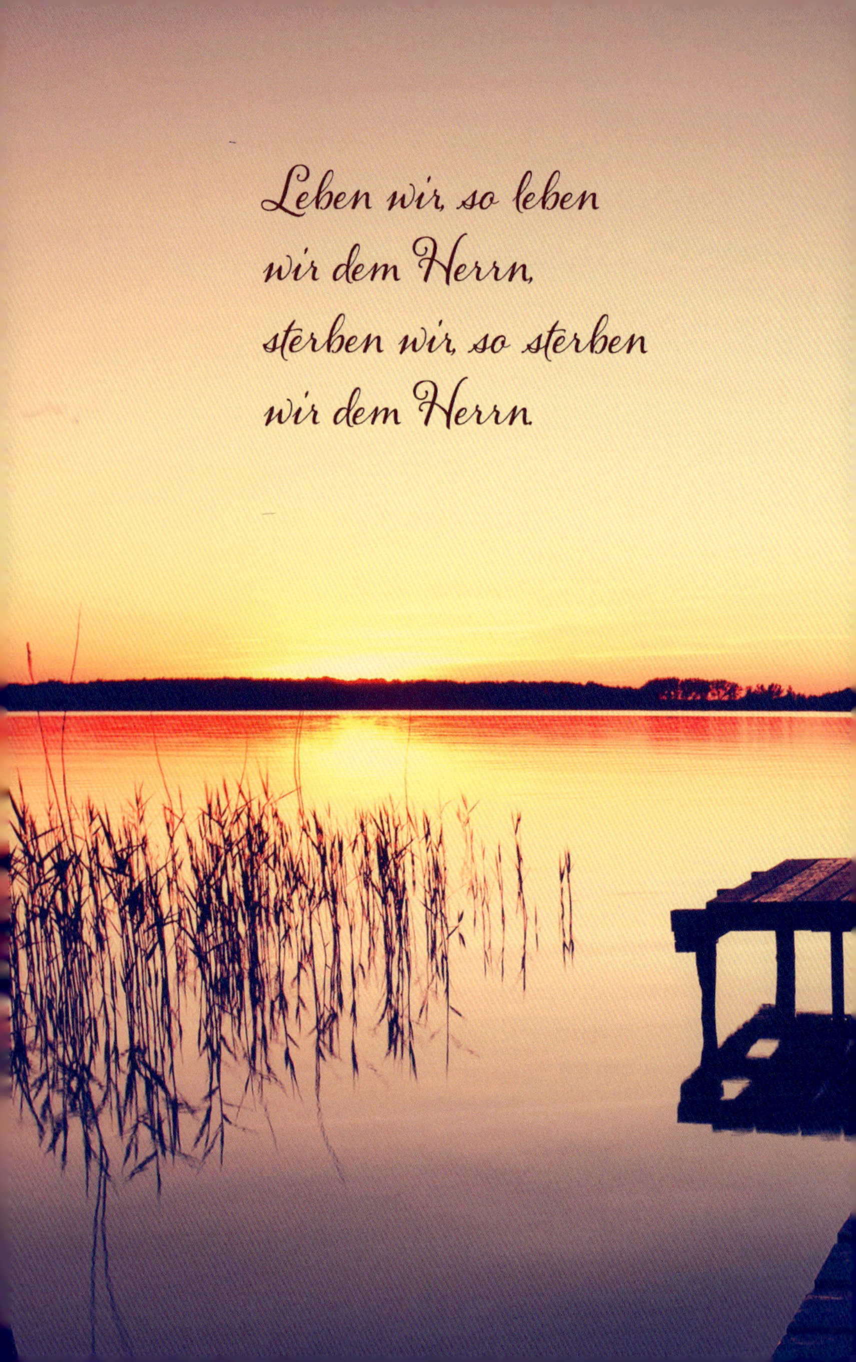
Leben wir, so leben
wir dem Herrn,
sterben wir, so sterben
wir dem Herrn.

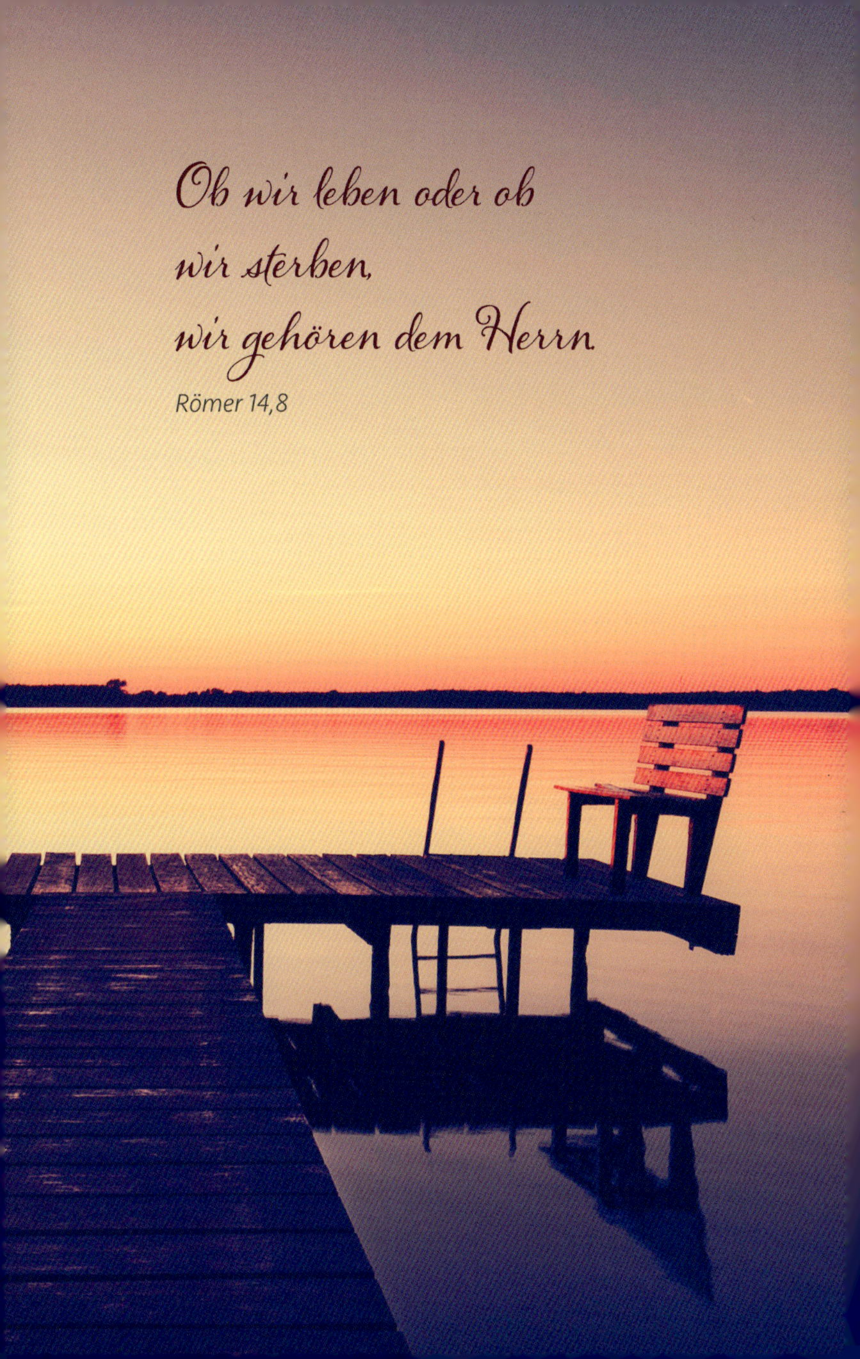
Ob wir leben oder ob
wir sterben,
wir gehören dem Herrn.
Römer 14,8

Zu Hause sein

Große Hoffnungen können Menschen oft nur in Bildern zum Ausdruck bringen. Auch das, was sie einmal erwartet am Ende der Zeit, auf der anderen Seite des Lebens. So sagt der Apostel Paulus: „Wenn unser irdisches Zelt abgebrochen wird, dann haben wir eine Wohnung von Gott" (2 Korinther 5,1). Ein Zelt wird immer wieder auf- und abgebaut, es hat keinen festen Ort. Deshalb ist das Zelt ein Bild für die Vorläufigkeit des irdischen Lebens. Es ist nichts Festes und Bleibendes. Menschen verändern sich, sie bleiben zeitlebens unterwegs.

Jesus sagt: „Im Haus meines Vater gibt es viele Wohnungen" (Johannes 14,2). Das Haus hat ein festes Fundament, es ist stabil und auf Dauer angelegt. So wird es zum Bild für Endgültigkeit und Geborgenheit, für Heimat und Sicherheit. Das Haus ist ein Bild für die Erfüllung jener letzten Sehnsucht, die Menschen Gott nennen.

Zeit und Haus sind nur Bilder. Aber immerhin: Bilder sind Wege, Gott auf die Spur zu kommen. Um Worte zu finden für das, was jetzt noch verborgen ist. Jesus sagt: „Ich bin der Weg und die Wahrheit und das Leben" (Johannes 14,6) – durch ihn finde ich den Weg nach Hause.

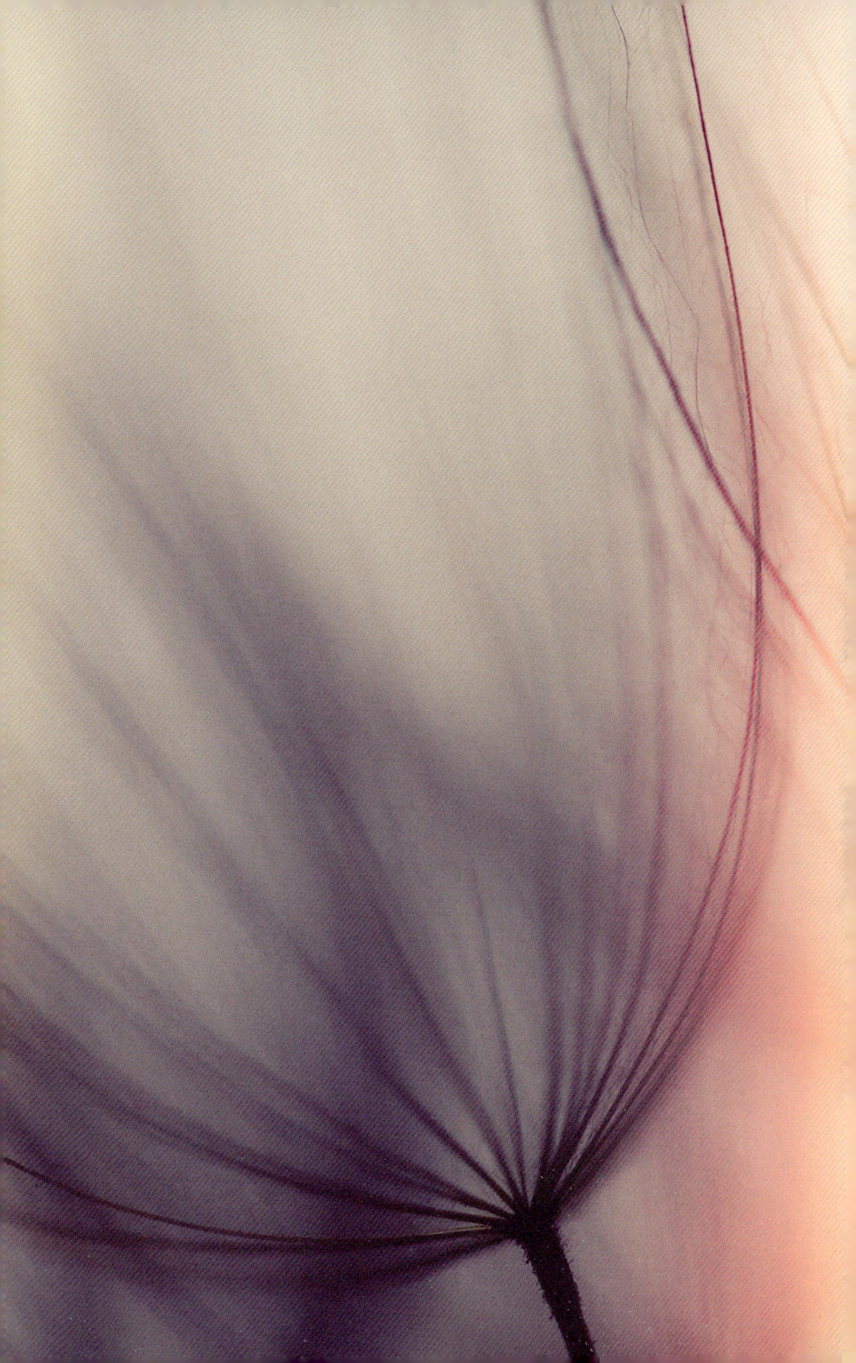

Zuversicht

Ich danke dir, Herr, für mein Leben,
für alle Höhen und Tiefen will ich dich loben.

Immer warst du bei mir:
In den Stolperschritten meiner Kindheit,
auf den breiten Umwegen und Irrwegen
bist du bei mir geblieben.
Weil du mich nie verlassen hast,
konnte ich mich auf dich verlassen.

Bewahre mich, Herr,
auf dem Weg der Trauer,
sei an meiner Seite und schenke mir
Trost und Zuversicht.

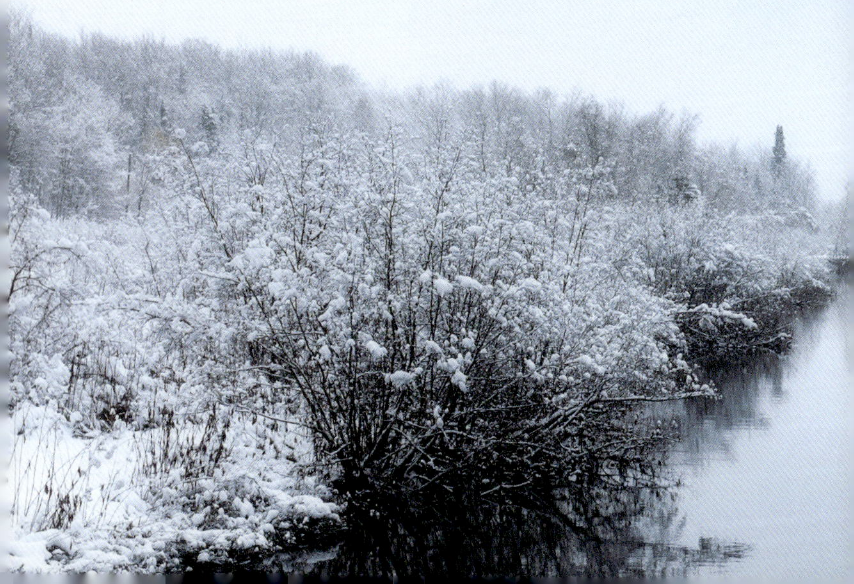

Lass mich dankbar zurückschauen
und zuversichtlich nach vorn.
Am Ende zählt allein die Liebe.

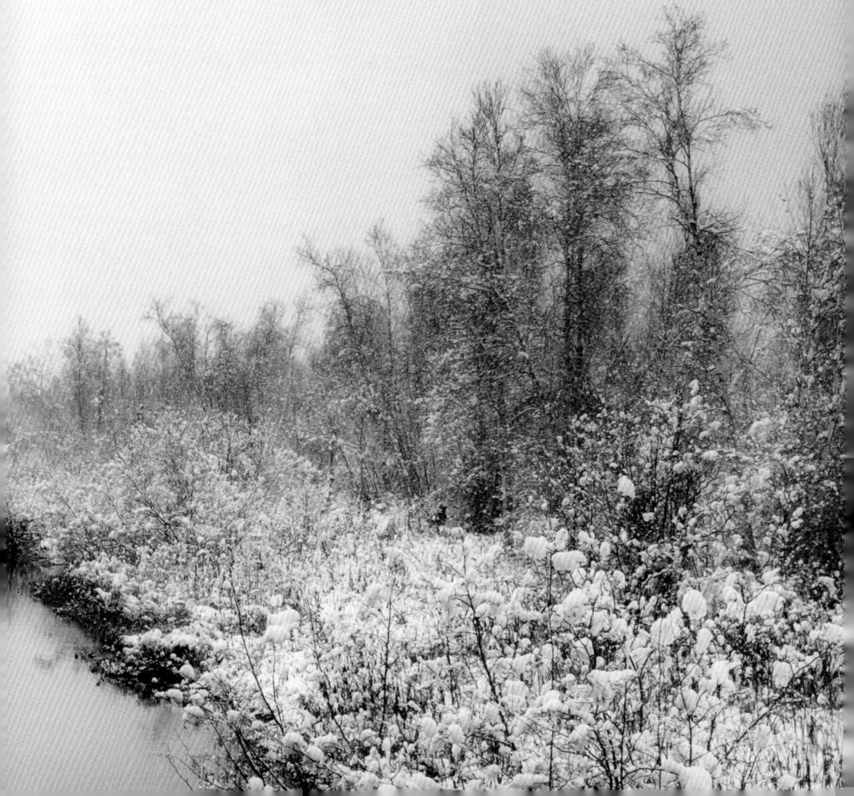

Denn deinen Gläubigen, o Herr,
wird das Leben gewandelt,
nicht genommen.

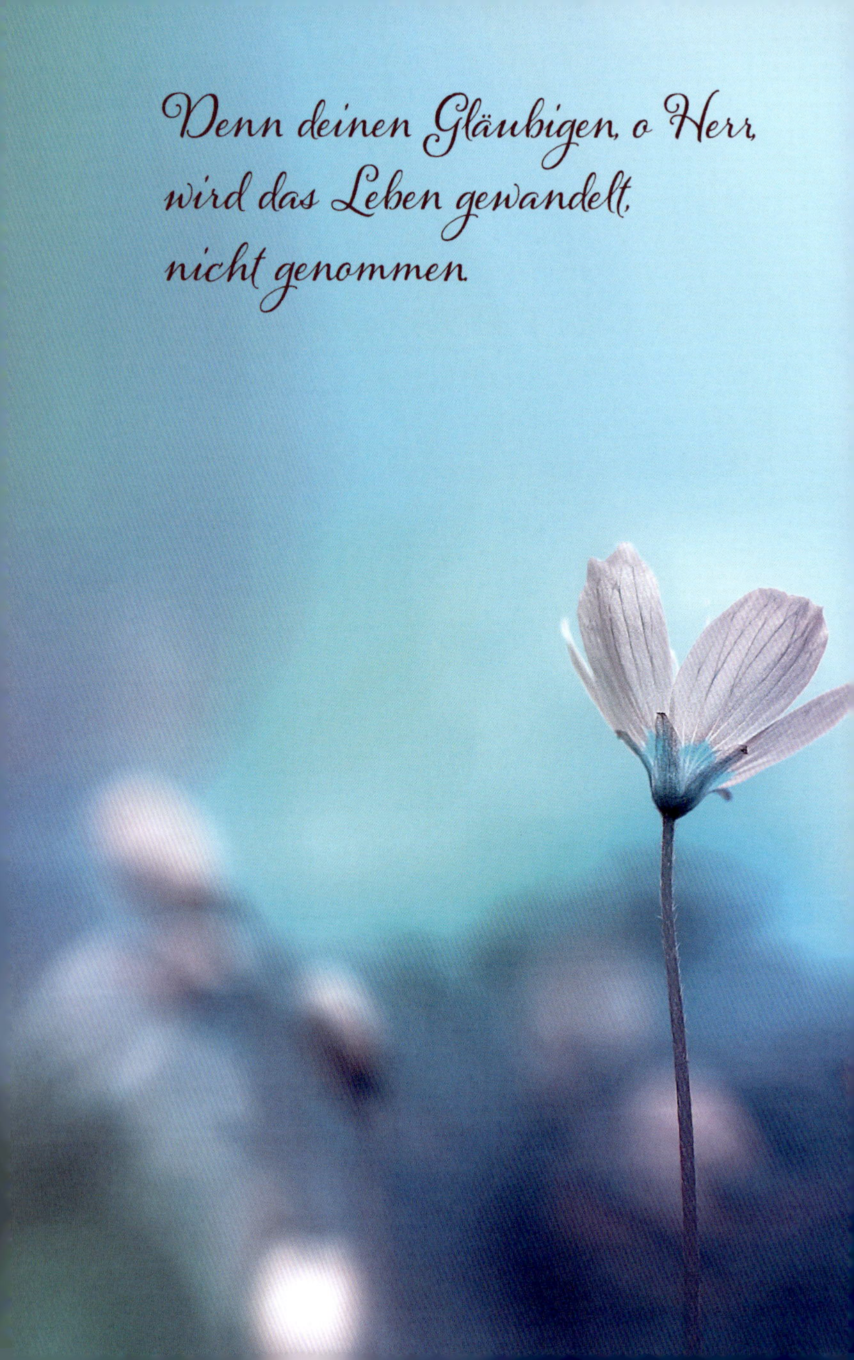

Und wenn die Herberge der irdischen Pilgerschaft zerfällt, ist uns im Himmel eine ewige Wohnung bereitet.

Aus der Liturgie

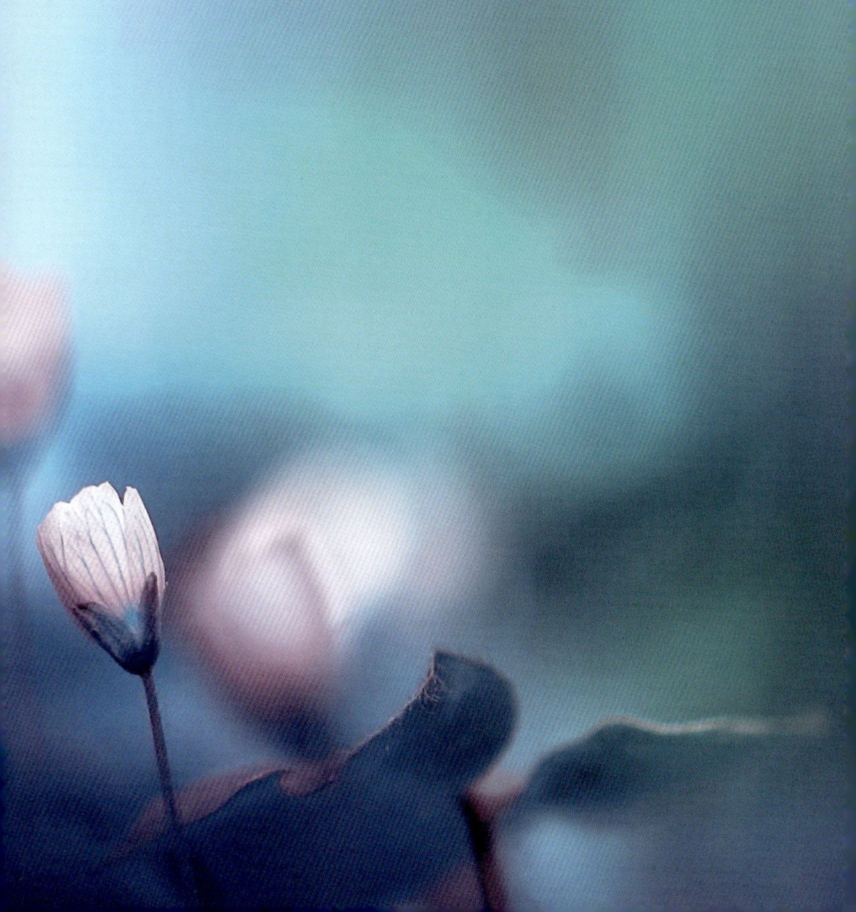

Hier und jetzt

Von oben rieselt meine Zukunft: das, was kommt. Unten liegt meine Vergangenheit: das, was war. Dazwischen fließt die Zeit, der Augenblick. Nur ihn kann ich gestalten, auf ihn kommt es an. Ich kann nicht ändern, was war, und nicht wissen, was kommt. Aber der Augenblick – den habe ich fest in der Hand.

Als Christ sehe ich noch mehr: Oben sehe ich Gottes Möglichkeiten mit mir, alles, was er noch mit mir vorhat. Unten sehe ich alles, was geborgen ist in ihm, was schon aufgehoben ist für immer. Kein Körnchen Liebe, kein Quäntchen Glück ist verloren; alles ist noch da, nur auf der anderen Seite.

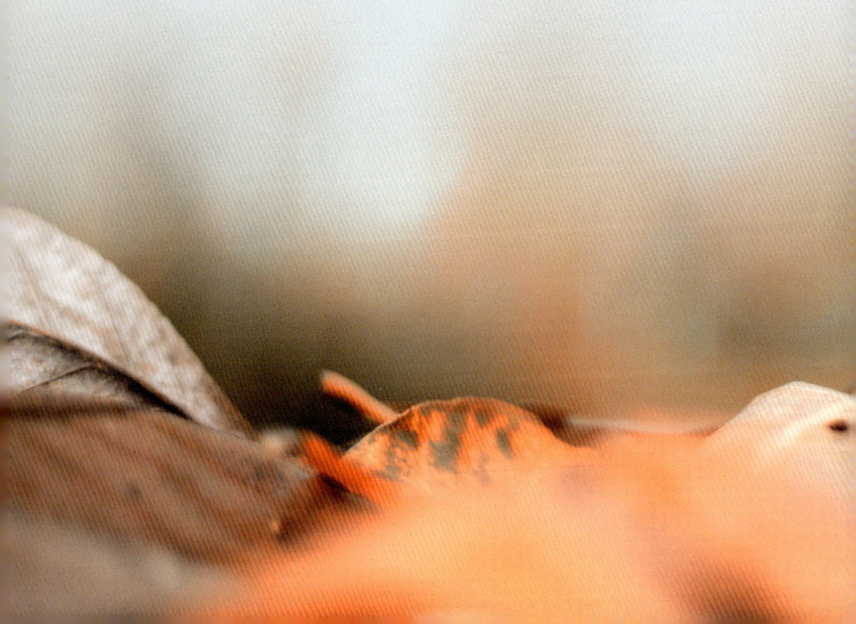

In dem, was kommt, sehe ich Gottes Möglichkeiten mit mir. Das, was war, ist bei Gott schon Ewigkeit. Meine Lebenszeit läuft unaufhaltsam, aber sie läuft hinein in Gottes Hand.

Auf die Gegenwart kommt es an, die schmale Stelle zwischen Möglichkeit und Ewigkeit. Da wirkt Gott, hier und jetzt. Nichts wird verloren sein. Deshalb kann ich leben mit Vertrauen, jeden Augenblick: weil die Vollendung kommt.

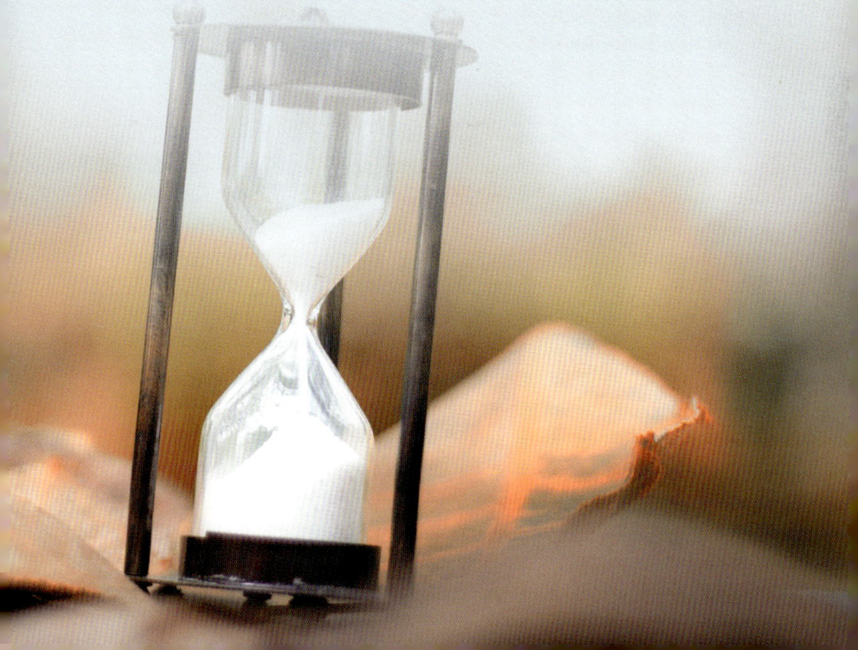

Aus gutem Grund hoffen

Ich habe schon an vielem gezweifelt. Aber zwei Dinge waren für mich immer sonnenklar: die Existenz Gottes und das ewige Leben. Dass es Gott gibt – und dass er mich im Tod nicht fallen lässt.

Wenn Menschen einander lieben, wollen sie nicht, dass der Geliebte einfach ins Nichts fällt. Liebe geht über den Tod hinaus. Gott kann mehr lieben als wir. Er wird uns nicht ins Nichts fallen lassen.

Mein Äußeres ändert sich ständig. Durch den Stoffwechsel. Fast alle Körperzellen werden im Laufe weniger Jahre vollständig erneuert. Aber ich bin immer noch ich. Meine Identität bleibt. Die Konstante meines Lebens ist geistig.

Die Jünger Jesu haben die Botschaft von der Auferstehung mit Leib und Leben bezeugt. Sie mussten alle dran glauben, buchstäblich! Sie haben alles dafür gegeben – ihr Leben! Das hätten sie ganz sicher nicht getan, wenn alles eine Lüge gewesen wäre. Sie müssen etwas unglaublich Neues erfahren haben.

Weil ich also im Letzten geborgen bin, kann ich im Vorletzten gelassen sein.

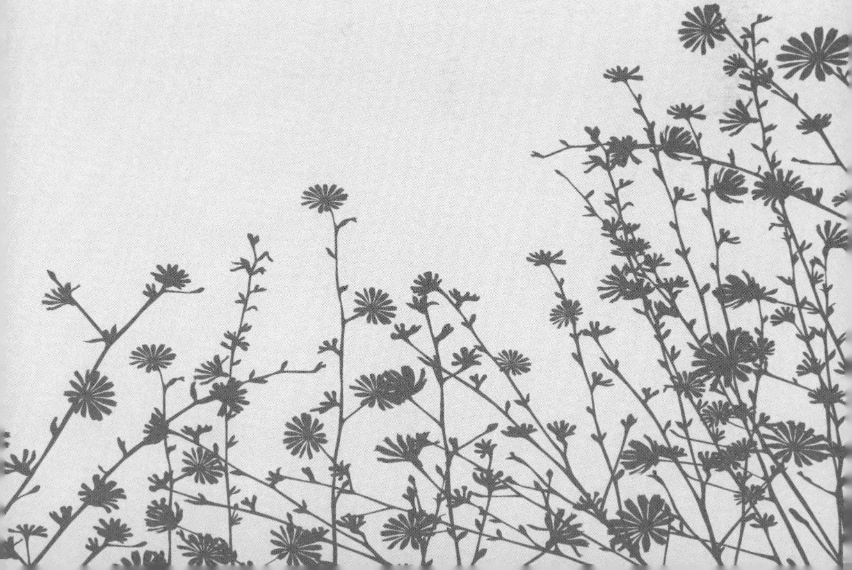

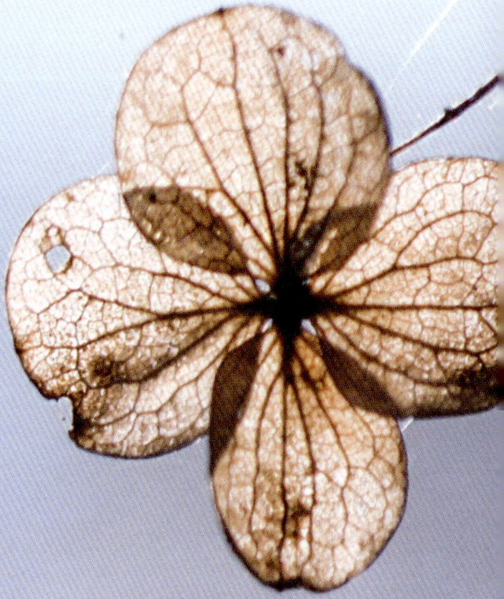

*Glaube aber ist:
Feststehen in dem,
was man erhofft,
Überzeugtsein von Dingen,
die man nicht sieht.*

Hebräer 11,1

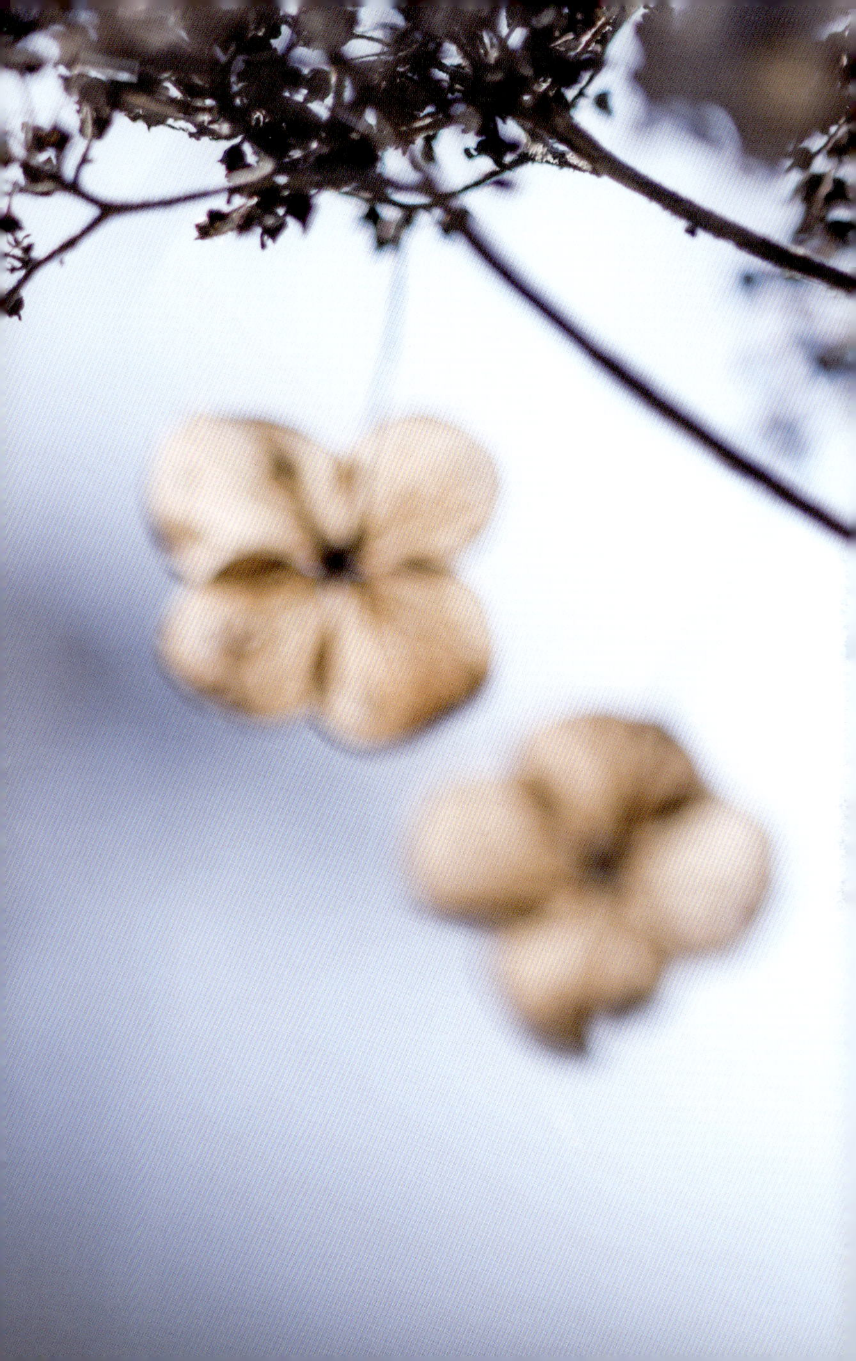

Wert und Würde

Der Mensch hat nicht nur einen Wert, sondern Würde. Was nur einen Wert hat, das hat auch einen Preis. Je höher der Preis, desto größer der Wert, beides steht in Relation zueinander; es ist relativ. Würde ist etwas ganz anderes, sie hat keinen Preis, denn sie ist durch nichts zu ersetzen; sie ist absolut.

Deshalb staunt der Psalmist: „Du hast den Menschen nur wenig geringer als Gott gemacht!" (vgl. Psalm 8,6). Deshalb heißt es im Grundgesetz: „Die Würde des Menschen ist unantastbar." Sie gilt absolut und immer, ist nicht zu berechnen und durch nichts zu ersetzen. So ist jeder Mensch einmalig und kostbar, unwiederholbar und unwiederbringlich.

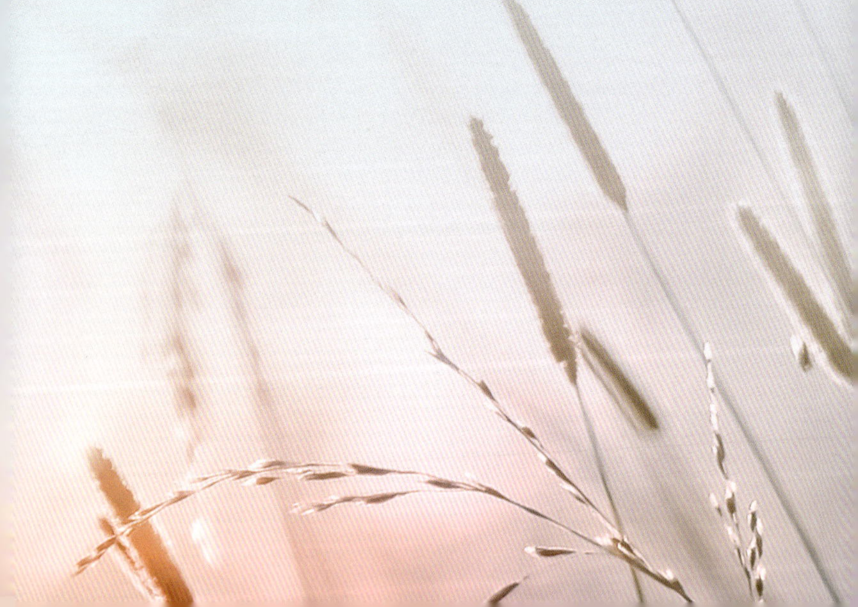

Unantastbare Würde und unendliche Einmaligkeit bleiben bis in alle Ewigkeit hinein bestehen. Der Mensch ist kein Tropfen Wasser, der am Ende im Ozean aufgeht. Vielmehr bleibt seine Identität bestehen, wird von Gott endgültig gesetzt und für die Ewigkeit neu geschaffen.

Ich bleibe, der ich geworden bin,
und werde, der ich schon immer war.

Ein Kunstwerk

„Wenn uns das Leben gefällt, darf uns der Tod nicht abschrecken, denn er kommt aus der Hand des gleichen Meisters", sagte einmal der große Künstler Michelangelo, Schöpfer der berühmten Pieta im Petersdom. Diese ist ein Kunstwerk, das von Hoffnung erzählt im Angesicht des Todes: der tote Jesus im Schoß seiner Mutter. Was kann es für eine Mutter Schlimmeres geben, als wenn ihr eigenes Kind stirbt? Wenn man aber das Gesicht der Maria betrachtet, sieht man ein vollkommen schönes, entspanntes Gesicht. Das schöne Gesicht einer trauernden, nicht jedoch einer verzweifelten Mutter.

Jeder Mensch ist ein Kunstwerk Gottes, von ihm gewollt und ins Leben hineingeliebt. Der Sinn unseres Lebens besteht darin, dem Bild zu entsprechen, das Gott sich von uns gemacht hat. Doch was ist, wenn wir sterben und wir noch nicht dem Bild Gottes entsprechen? Gott wird sein Kunstwerk nicht unvollendet lassen oder gar zerstören. Michelangelo hat die Pieta in Marmor gehauen und lange daran herumgefeilt – bis zur Perfektion. Er selbst hat sie als ein ganz außergewöhnliches Kunstwerk angesehen. Er hätte es niemals zerstört.

Jesus betet: „Ich will, dass alle, die du mir gegeben hast, dort bei mir sind, wo ich bin" (Johannes 17,24). Der Tod muss uns nicht erschrecken, denn er kommt aus der Hand des gleichen Meisters. Dieser Meister – Gott – wird auch an uns sein Werk vollenden.

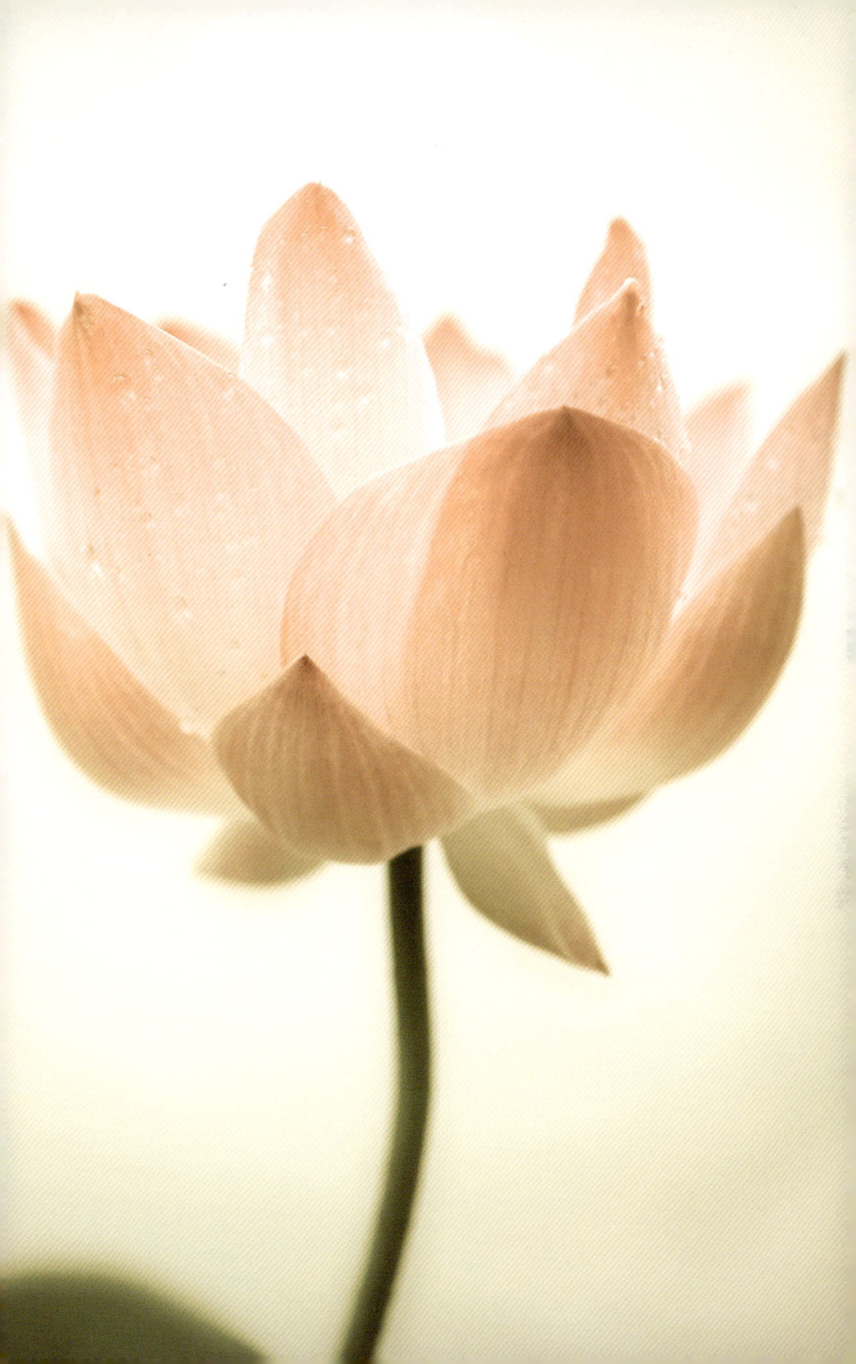

*Wenn uns das Leben gefällt,
darf uns der Tod
nicht abschrecken,
denn er kommt aus der Hand
des gleichen Meisters.*

Michelangelo

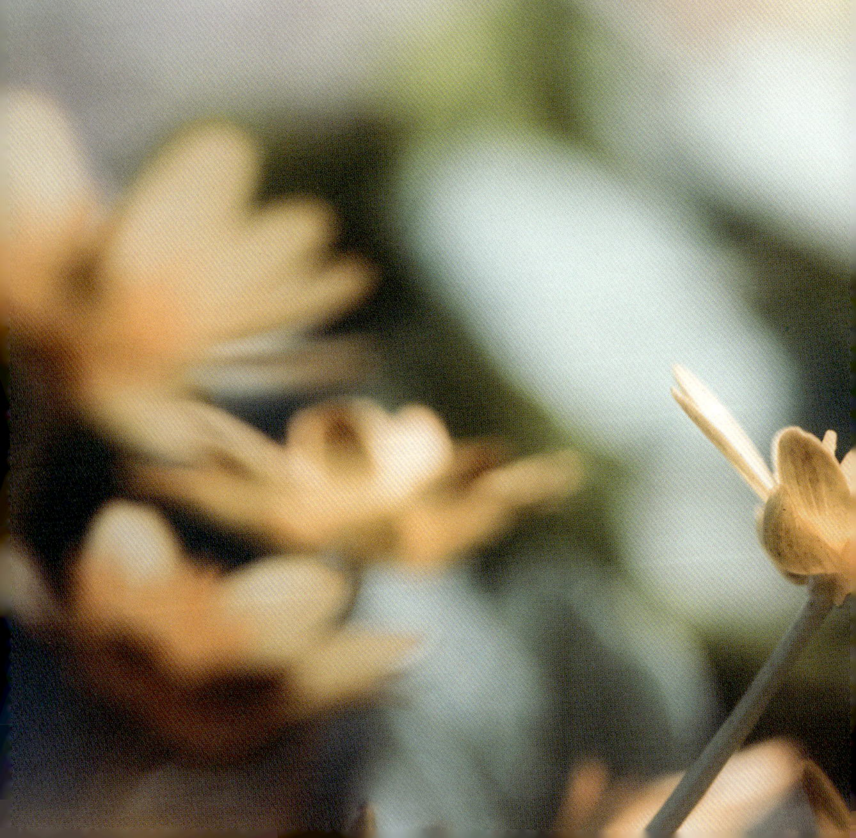

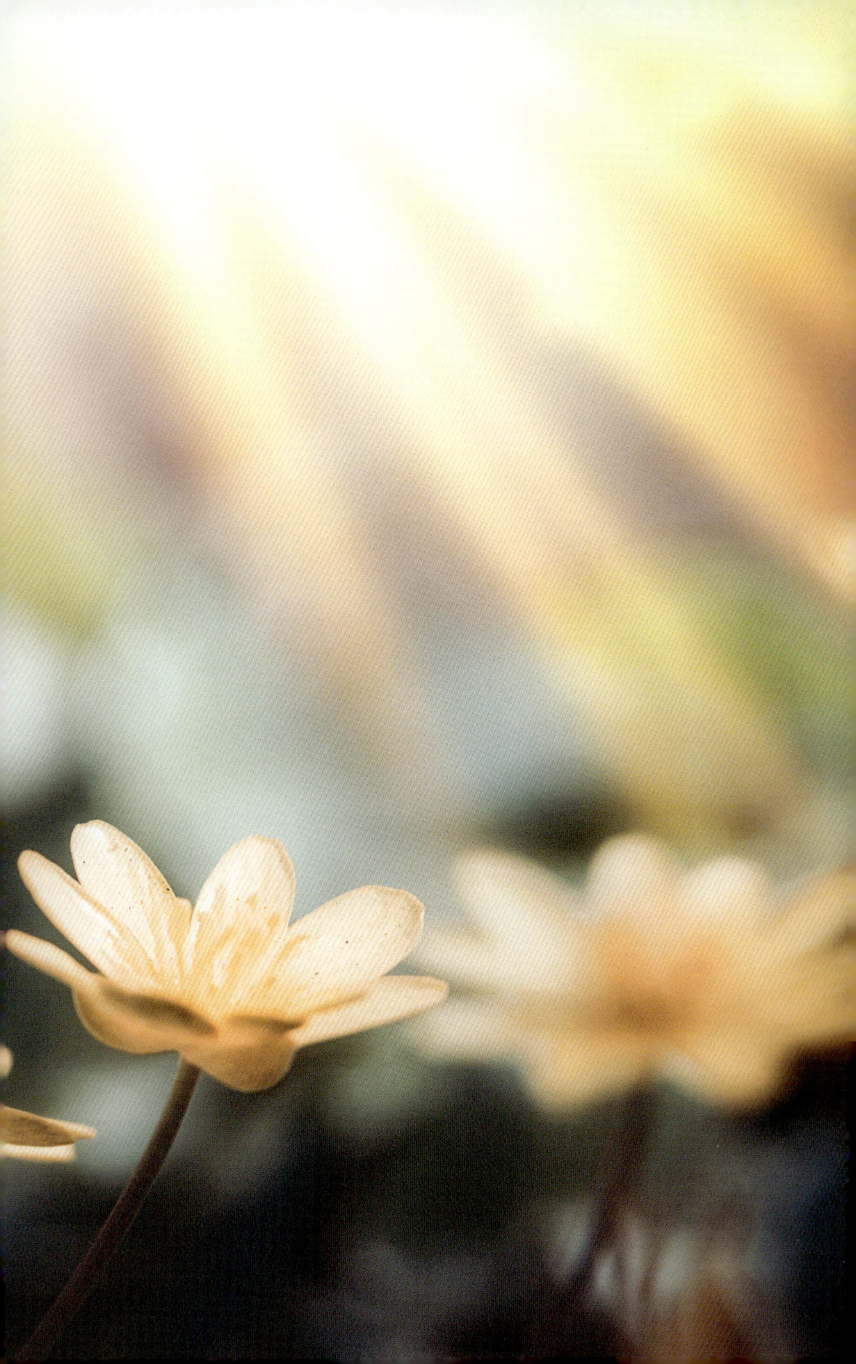

Die Unvollendete

Die achte Symphonie von Franz Schubert hat einen schönen Namen: Unvollendete. Schubert hat sie nicht fertig bekommen, es fehlt mindestens ein Satz. Trotzdem ist es wunderschöne Musik, vollendet nicht in der Quantität, sondern in der Qualität.

Ist das nicht im Leben genauso? Ich schreibe meine Partitur, in Dur und Moll, einstimmig, mehrstimmig; mal durchsichtig-leicht und mal mit schweren Akkorden. Das Notenblatt finde ich vor – Gott hat mir das Leben geschenkt. Aber es steht noch nichts auf dem Papier, ich muss selber kreativ werden. Manchem wird eine lange Coda geschenkt, wie in Beethovens Symphonien: Wenn jemand das Glück hat, sehr alt zu werden und auf alle Lebensthemen zurückschauen zu können. Wenn jemand früh stirbt, findet die Melodie ein jähes Ende; sie verläuft sich irgendwo wie die letzte aus der Kunst der Fuge von Bach.

Den Schlussakkord bekommt niemand hin. Den macht immer Gott. Nur er kann das Leben vollenden. Nur in ihm finde ich letzte Harmonie, nur er löst alle Dissonanzen auf. Mein Leben ist eine Unvollendete. Wunderschöne Musik, die nie verklingt, sondern ewig bleibt.

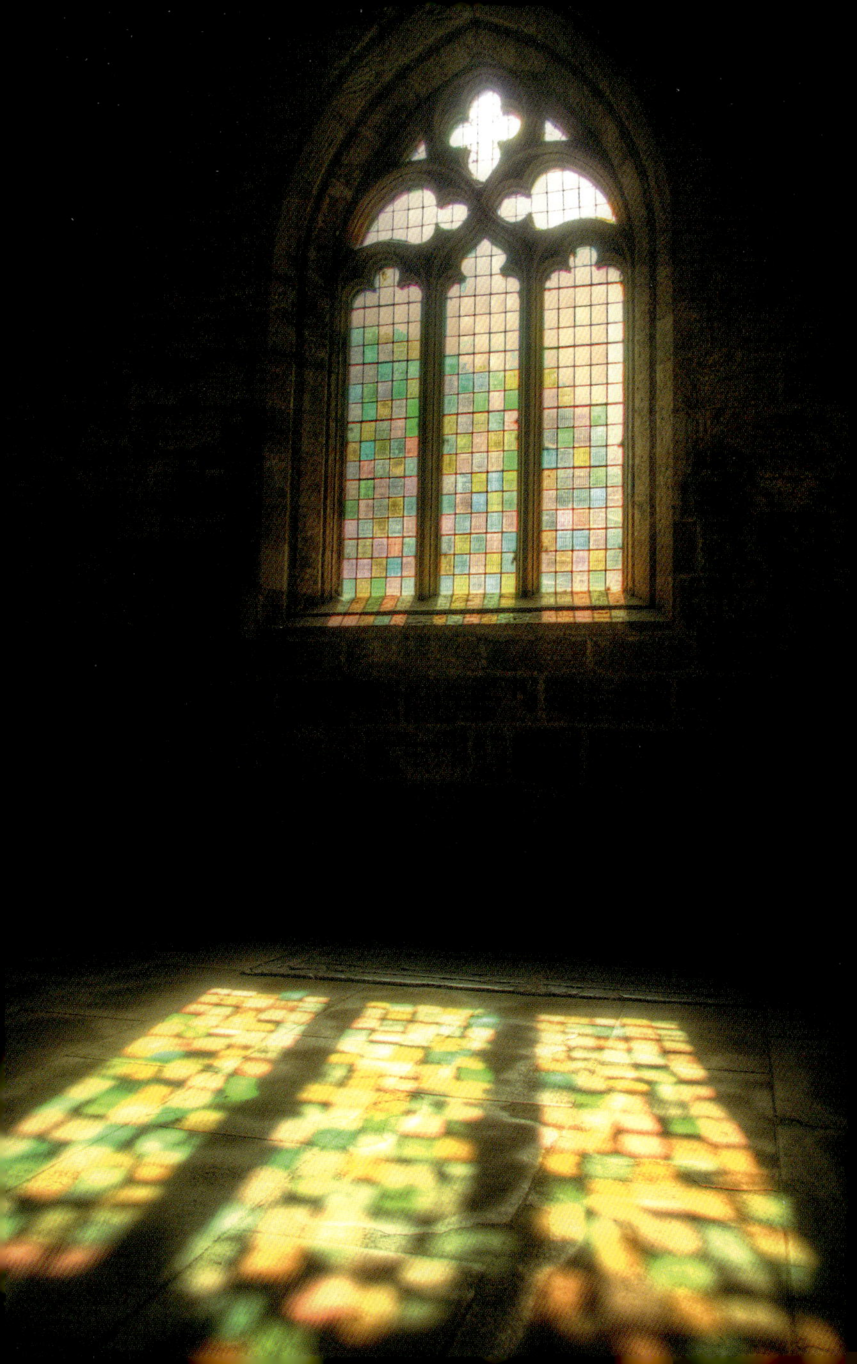

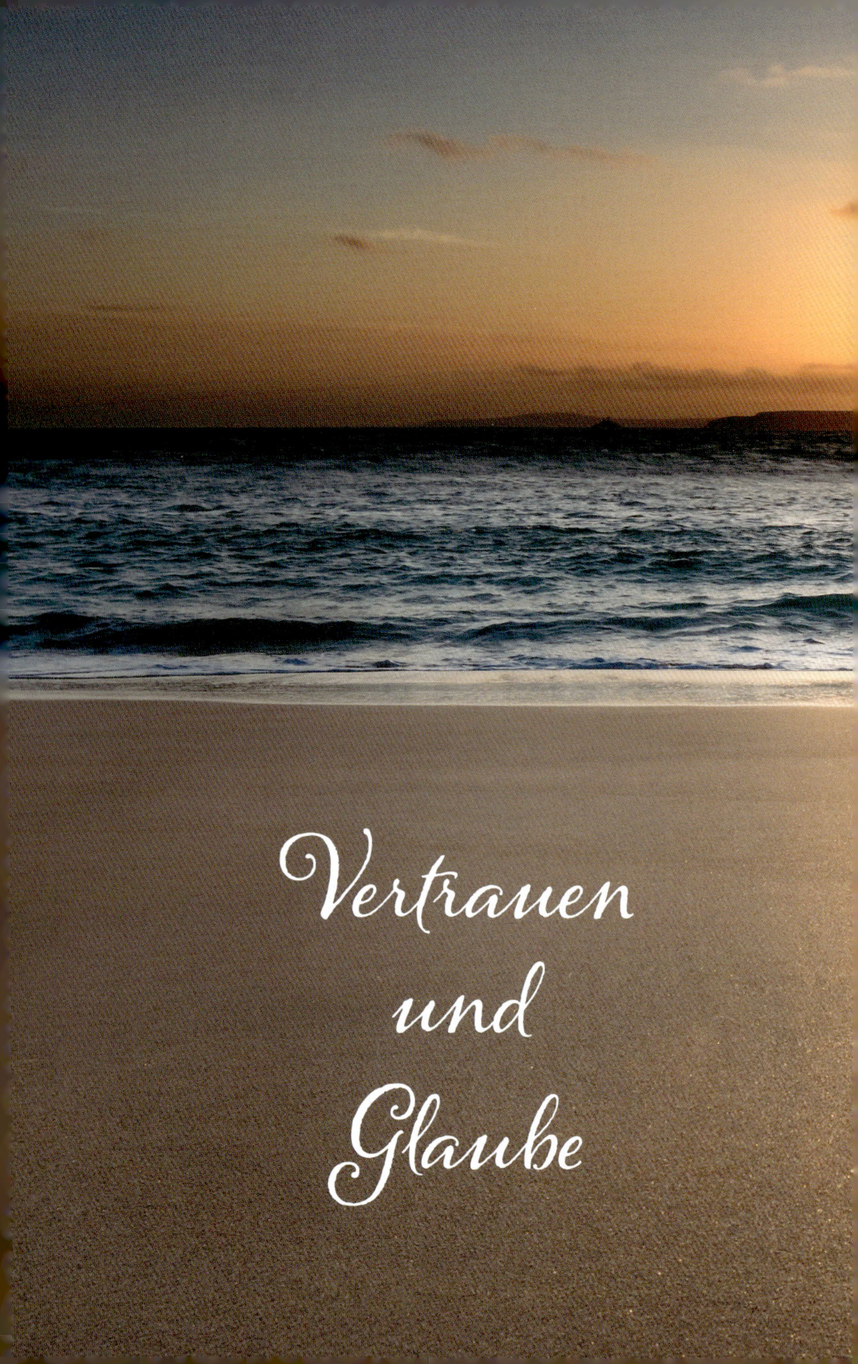
Vertrauen
und
Glaube

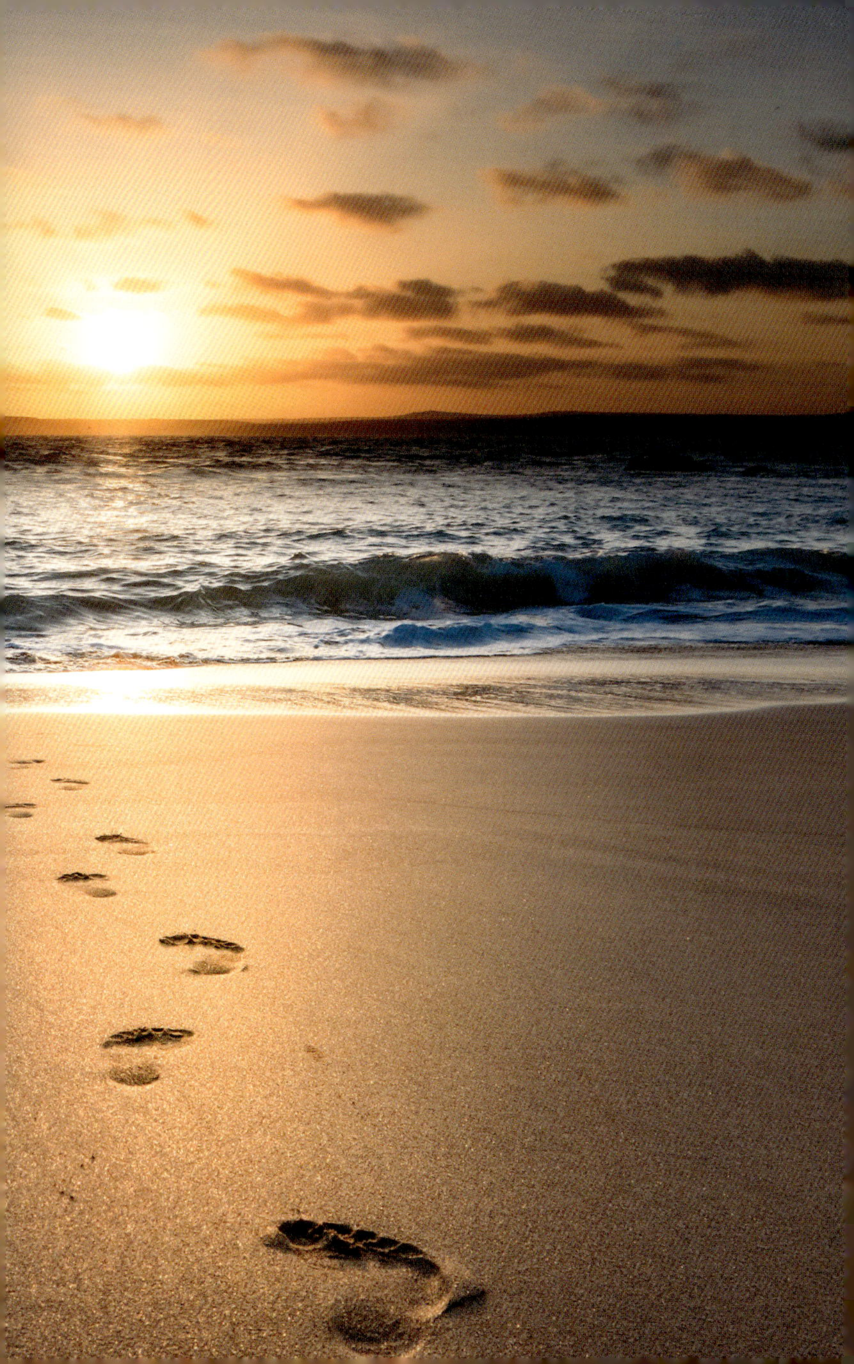

GLAUBEN HEISST VERTRAUEN

Manche Menschen meinen, Glauben sei das Gegenteil von Wissen. Man habe eben keine Beweise und deshalb bleibe einem nichts anderes übrig, als zu glauben. Sie glauben – oder glauben eben nicht, dass Gott existiert. So, wie sie vielleicht glauben, dass morgen schönes Wetter wird. Beides ist nicht mehr als eine Vermutung. Tatsächlich gibt es für oder gegen Gott keinerlei Beweise. Denn Glauben hat mit Erfahrung und Entscheidung zu tun.

Von der Bibel her bedeutet Glauben nicht, Mutmaßungen über die Existenz Gottes anzustellen, sondern in Beziehung zu ihm zu leben. Im Hebräischen heißt Glauben „sich festmachen in Gott“. Im Griechischen heißt es „vertrauen“. Das lateinische „Credo – ich glaube“ – kommt

von „cor dare", sein Herz geben. Und selbst das deutsche „glauben" kommt von „geloben", bedeutet also so viel wie „ein Versprechen eingehen", „eine Beziehung leben", „in einem Treueverhältnis stehen".

Wenn Glauben also Vertrauen bedeutet, dann hilft Glauben gegen Angst. Ich vertraue darauf, dass ich nicht allein bin; dass mich einer hält, wenn ich mein Leben nicht mehr im Griff habe; dass mich einer trägt, wenn der Boden unter den Füßen wankt. Wer an Gott glaubt, kann ihm alles überlassen, kann loslassen – auch sich selbst. Und darauf vertrauen: Er macht es gut! Auch wenn im Moment noch nichts gut ist.

In Gott vereint

Das Gedächtnis der Verstorbenen vereint Trauer und Hoffnung. Ich bin traurig, weil ich einen Menschen verloren habe, aber vor allem dankbar, dass ich mit ihm leben durfte. In Christus weiß ich mich mit den Verstorbenen auch über den Tod hinaus verbunden. Sie sind mir nahe, wie sie es vorher nicht sein konnten. Denn Gott hat ihnen ein neues Leben geschenkt, das weit über meine Vorstellungskraft hinausreicht. Deshalb bete ich nicht für die Verstorbenen, so als könnte ich ihnen dadurch etwas geben, ich gedenke ihrer, weil sie bereits in der Gemeinschaft Gottes leben.

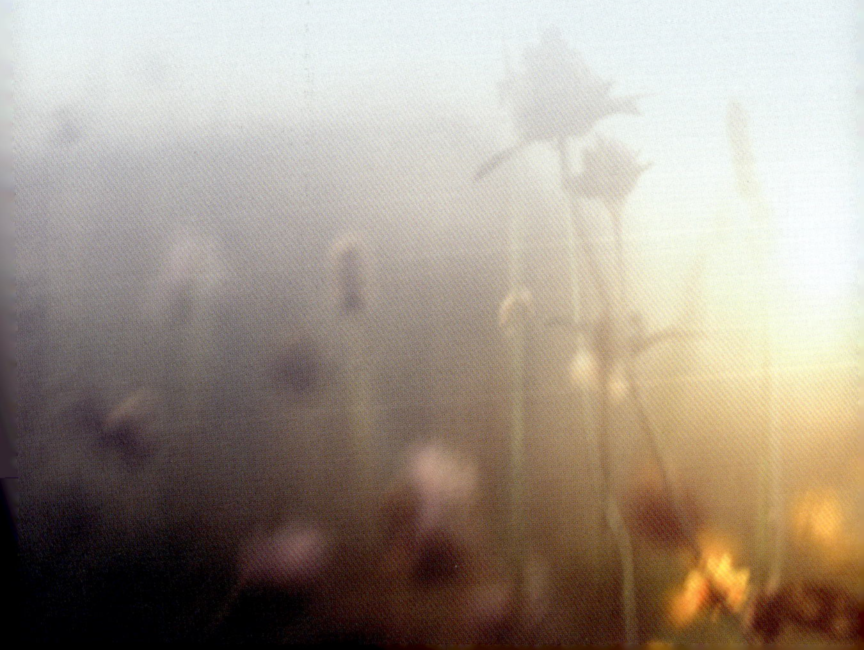

Gott ist in mir
und ich bin in Gott.
Und du bist
auch in Gott
und Gott in dir
Und so sind
auch wir beide
ganz nah.

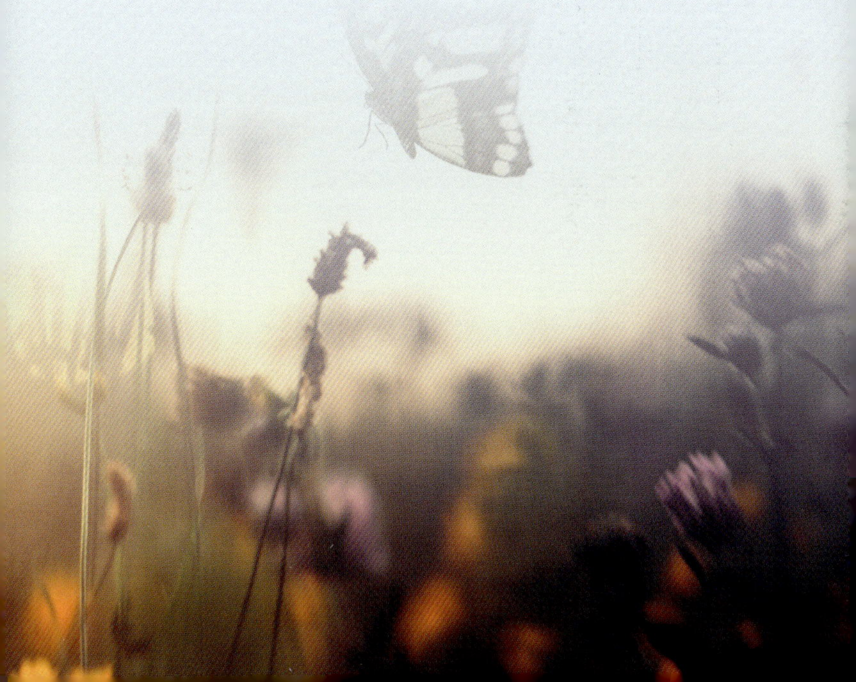

Sterben und auferstehen

Der Tod ist allgegenwärtig. Auch Jesus ging nicht am Tod vorbei, sondern mitten hindurch. Christen folgen ihm auch in seinem Sterben, werden eins mit seinem Schicksal. Weil sie aber auf ewig mit ihm verbunden sind, dürfen sie bekennen: Jesus Christus ist das Leben. Mit ihm kann ich durch den Tod hindurchgehen, durch ihn den Weg zum Vater finden.

Ich bete: „Gott, dein Sohn Jesus Christus ist betend in den Tod gegangen, hat alle Tiefen durchlitten, ist hinabgestiegen in das Reich des Todes. Durch die Taufe habe ich Anteil an ihm. So erwecke auch mich zum neuen Leben; hole mich heraus aus den Gräbern der Angst, der Schuld und des Todes. Amen."

Durch die Taufe bin ich mit Christus begraben – und auferstanden. Erlösung ist bereits geschehen – ich kann mich daran freuen, darauf mit Liebe und Zuversicht antworten und erlöst leben.

Ich bete: „Heiliger Gott, du hast deinen Sohn nicht im Dunkel des Todes gelassen, sondern auferweckt zum neuen und unvergänglichen Leben. So geleite auch mich durch den Tod zum Leben, durch die Trauer in die Freude, durch mein Erdenleben zur unvergänglichen Herrlichkeit. Amen."

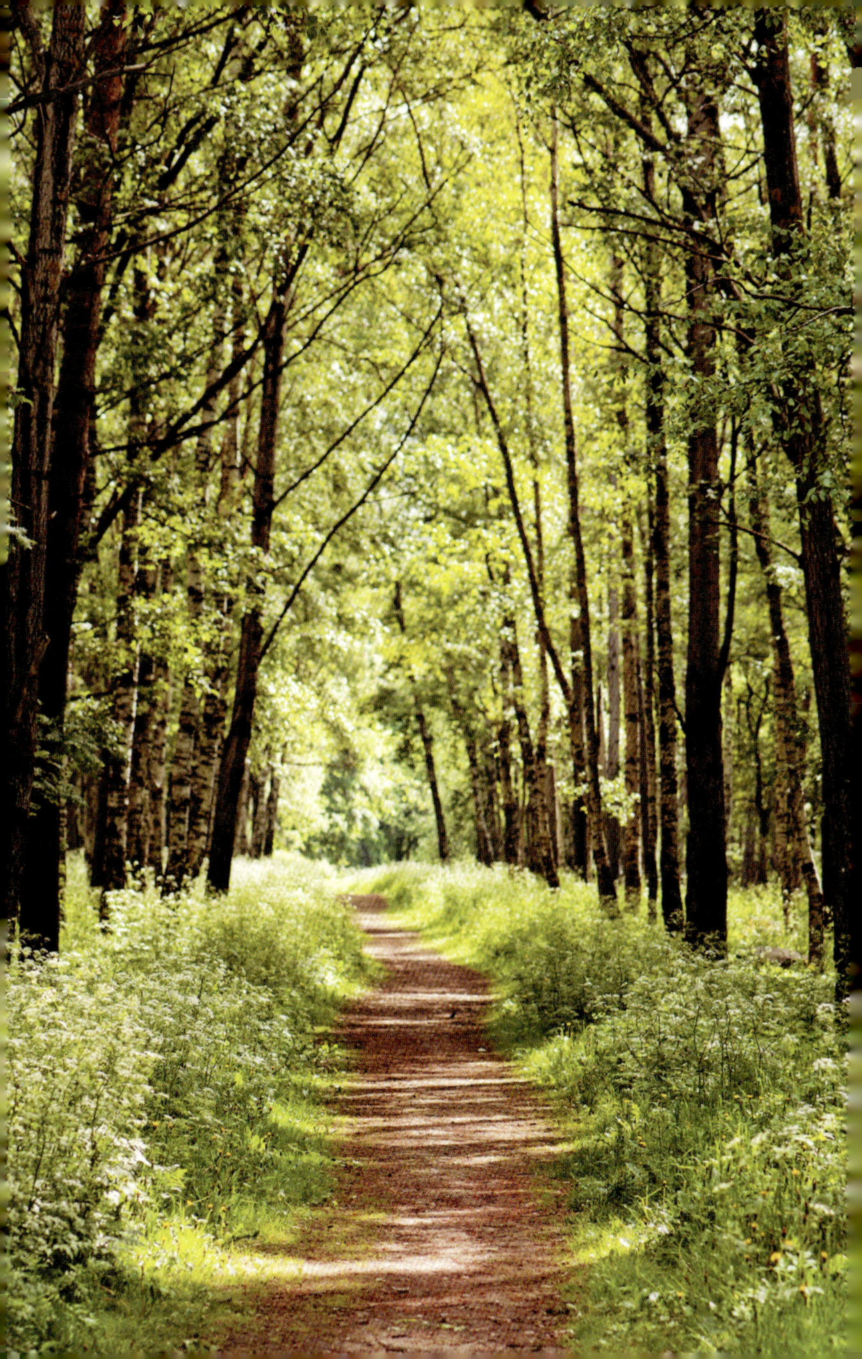

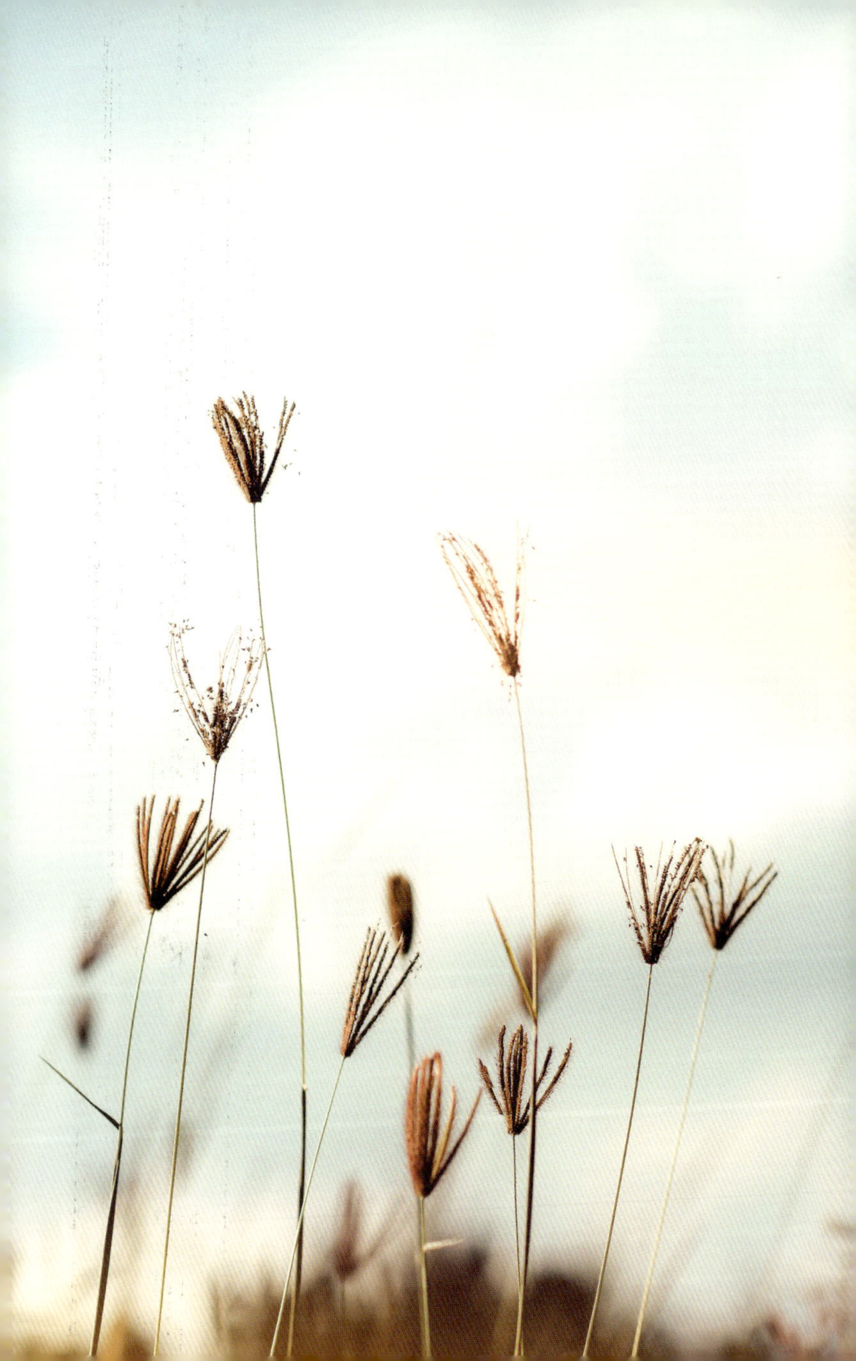

Der Tod ist die uns zugewendete Seite jenes Ganzen, dessen andere Seite Auferstehung heißt.

Romano Guardini

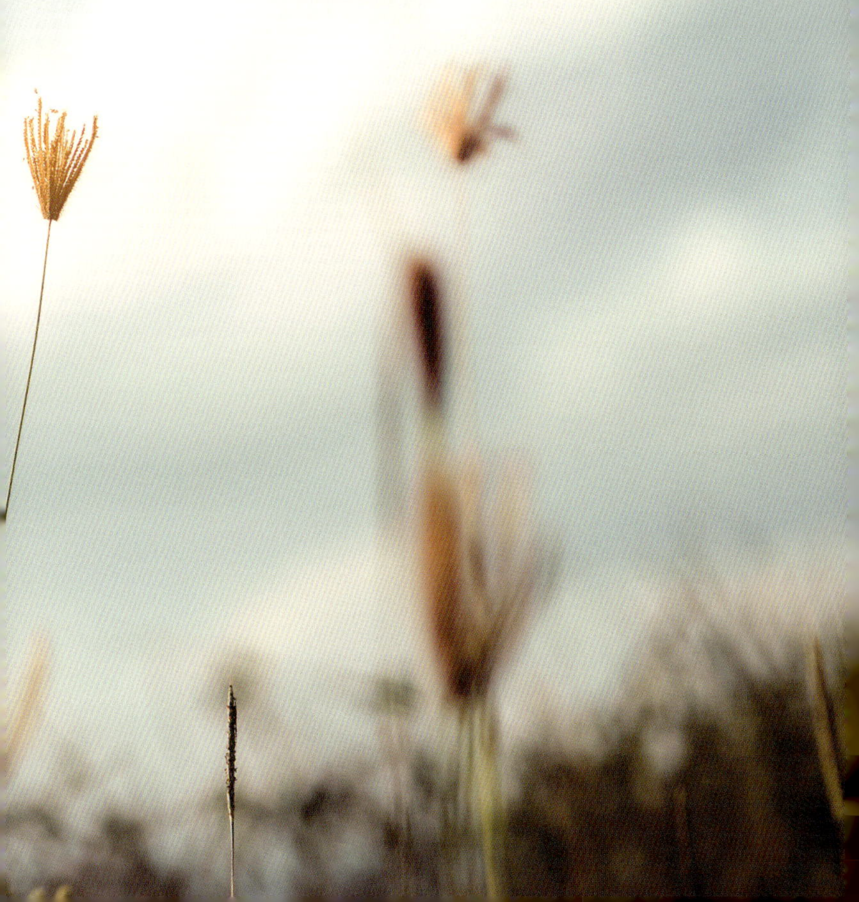

Ewige Ruhe

„Herr, gib ihnen die ewige Ruhe." – Diese Bitte habe ich früher immer umformuliert. Mir waren die Worte nicht lebendig genug. Ewige Ruhe? – So wollte ich mir den Himmel nicht vorstellen. Deshalb habe ich immer gesagt: „Schenke ihnen ewiges Leben." Dann aber habe ich immer besser verstehen gelernt, was „ewige Ruhe" bedeutet. Die Bibel erzählt, wie Gott die Welt erschafft, in sechs Tagen (vgl. Genesis 1,1–2,4a). Das ist natürlich kein wissenschaftlicher Bericht, sondern ein Gedicht. Es ist die Deutung, warum es überhaupt etwas gibt und nicht nichts. Es geht nicht darum, wie die Welt erschaffen wurde, sondern warum.

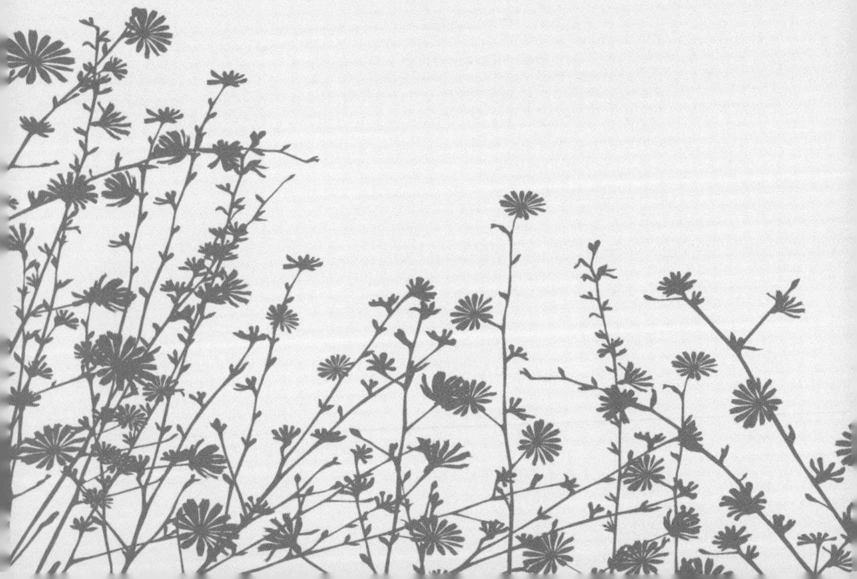

Das Wichtigste ist der Sabbat, der siebte Tag, an dem Gott ruht. Dieser Tag sollte für Israel immer ein heiliger Tag sein, ein Ruhetag. Erst mit ihm, dem Sabbat, ist die Welt komplett.

Jetzt begreife ich, dass es ein gutes Gebet ist: „Herr, gib ihnen die ewige Ruhe." Ich erbitte von Gott einen ewigen Sabbat: keine Trauer, keine Klage, keine Arbeit – nur Freiheit und Liebe. Ewige Ruhe ist die Erfahrung, für immer bei Gott zu sein, ganz selbst zu sein mit allem, was geworden ist, für immer verstanden zu sein. Es ist die Hoffnung, dass alles vollendet ist, auch das, was ich selbst nicht mehr hinbekommen habe. Gott macht es komplett.

Die Ewigkeit

Ich glaube an die Vollendung aller Menschen durch Gott. Der Himmel ist kein Ort, er ist die Gegenwart Gottes. Die Ewigkeit ist keine unendliche Zeit, dann wäre es im Himmel auf Dauer langweilig. Sie ist ein immerwährender Augenblick, ein Geborgensein in der Liebe Gottes jenseits von Raum und Zeit.

Die Hölle ist leer. Weil Gott jeden Menschen ins Leben geliebt hat, weil er in Christus alle erlöst, wird niemand auf ewig ins Nichts fallen. Würde auch nur ein einziger Mensch auf ewig scheitern, so wären der Tod und die Auferstehung Jesu Christi am Ende doch nicht ans Ziel gekommen, ja vergeblich gewesen.

Bei Gott darf ich alles hinter mir lassen, woran ich selber leide, was nicht gelungen ist, um wirklich ganz im Frieden mit mir, mit anderen und mit Gott zu sein. Ich brauche nicht für alles eine Lösung, weil ich an Erlösung glauben darf.

Es wird wohl auch ein Gericht geben, denn zur Freiheit gehört Verantwortung, und die Liebe ist verletzlich. Ich werde aufgerichtet, zurechtgebracht. Gott lädt ein zum himmlischen Gastmahl: Es ist angerichtet!

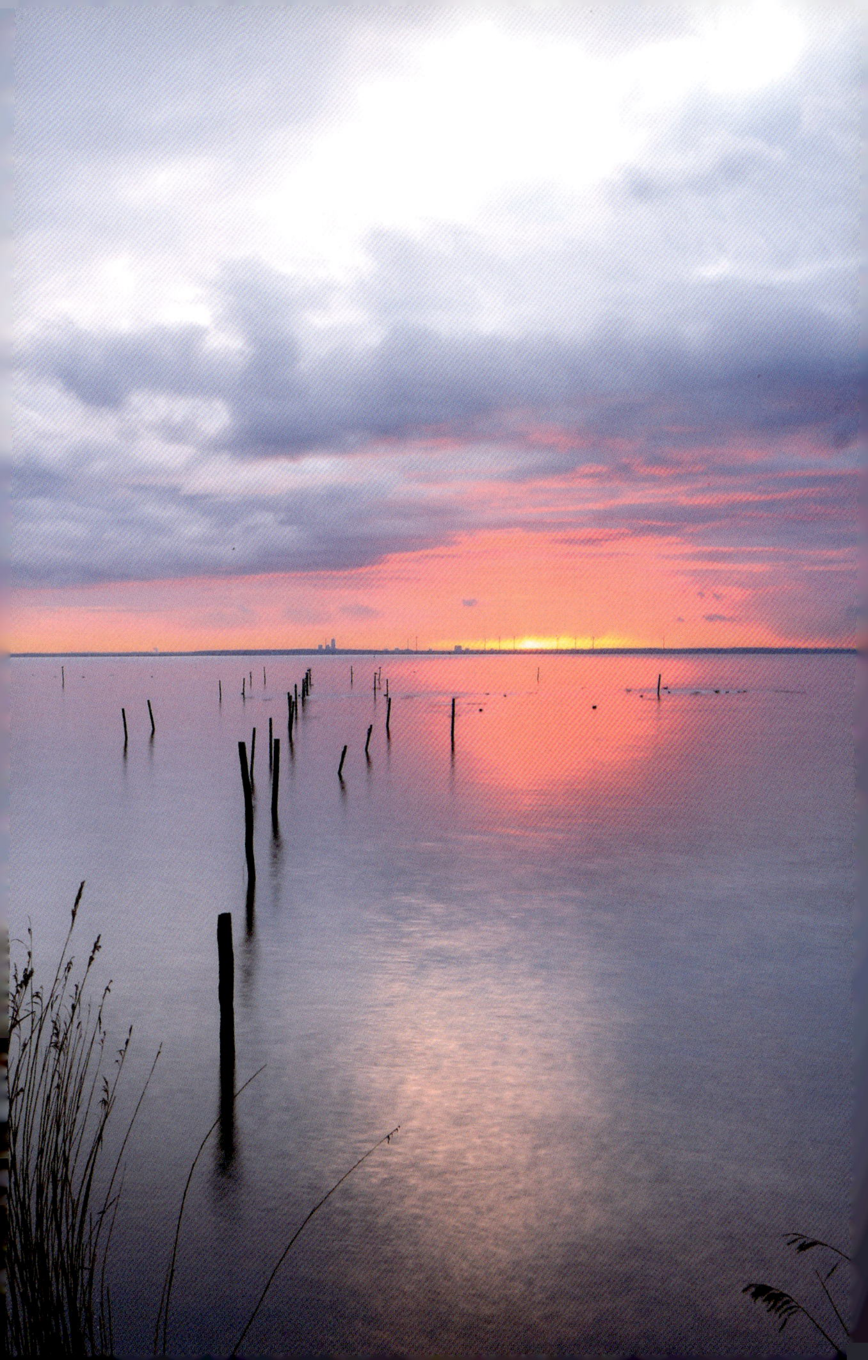

*Unsere Toten gehören
zu den Unsichtbaren,
aber nicht
zu den Abwesenden.*

Papst Johannes XXIII.

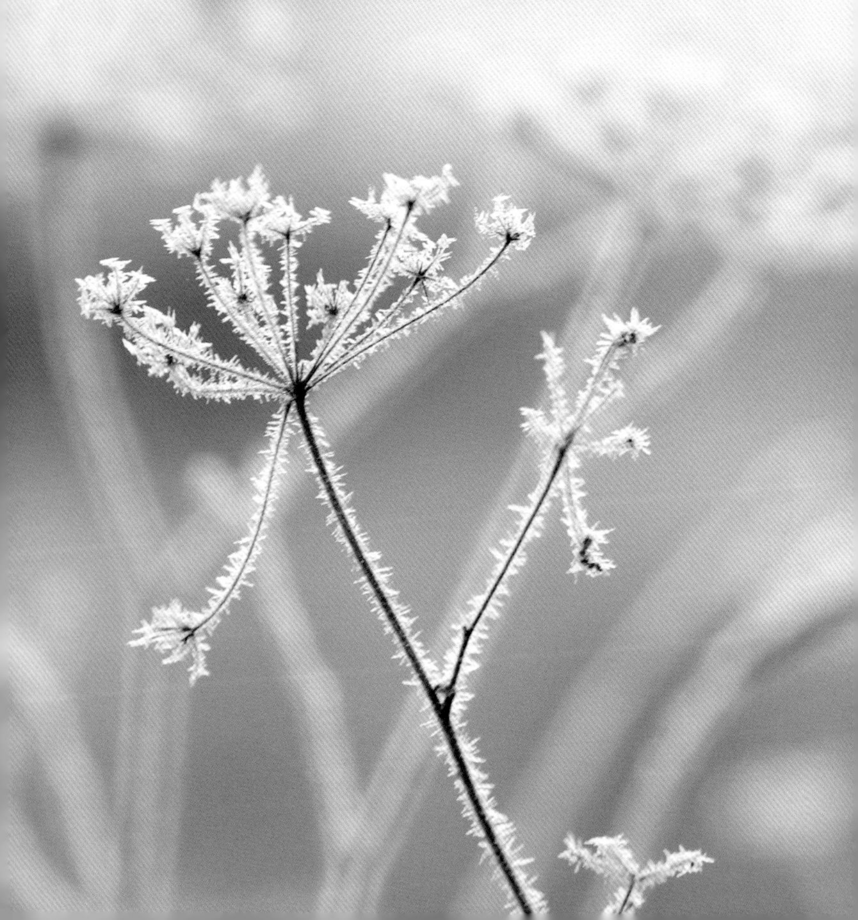

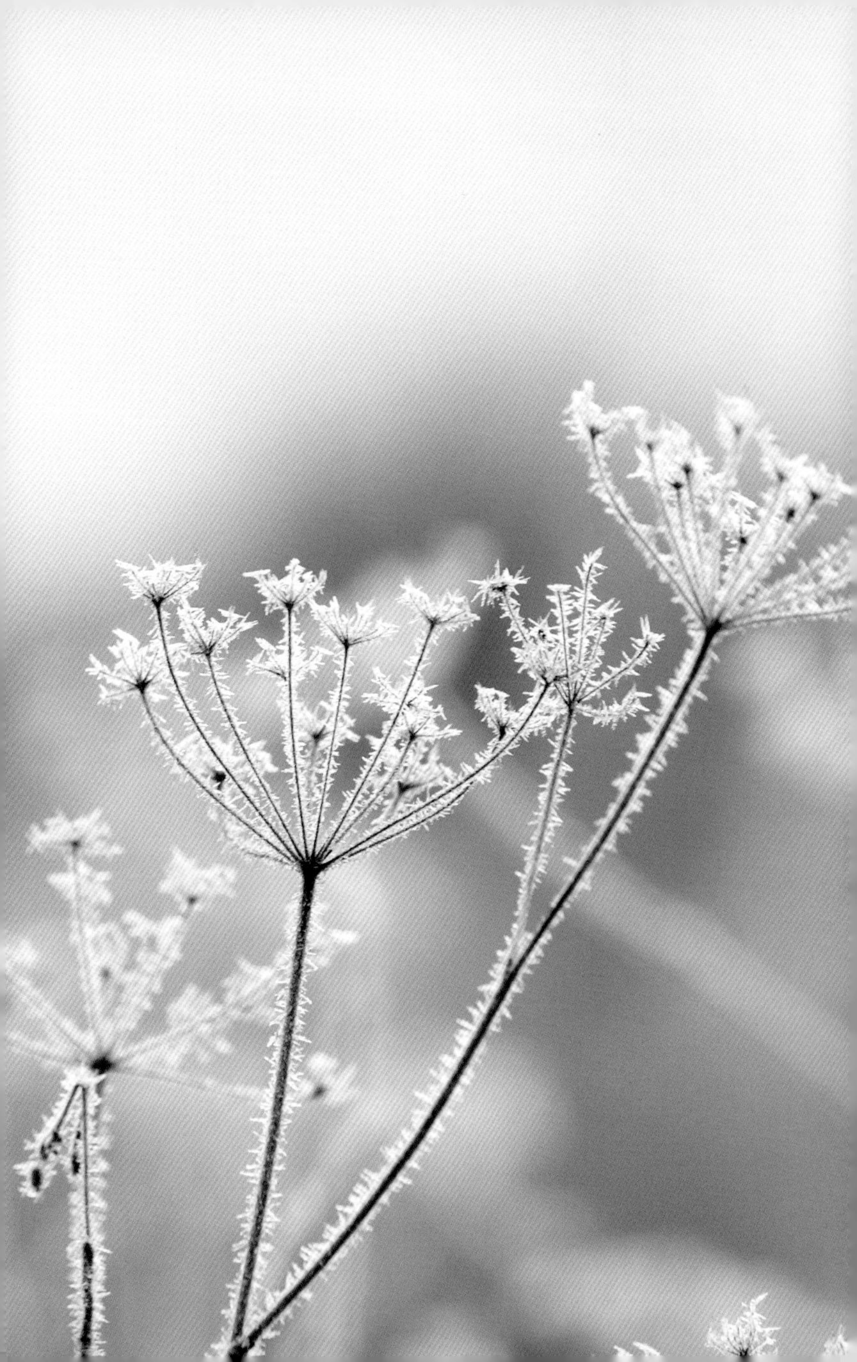

Dahinterkommen

In einem Spiegel sieht man nur das eigene Gesicht. Es wird gespiegelt, reflektiert. Hinter die Spiegelung sehen kann keiner. Der Spiegel wirft das Licht immer nur zurück auf den Betrachter. Das Dahinter bleibt verborgen wie ein Geheimnis.

Der Apostel Paulus sagt: „Jetzt schauen wir in einen Spiegel. (...) Dann aber werde ich durch und durch erkennen (1 Korinther 13,12). Er sagt das im Hohelied der Liebe. Weil die Liebe die Erfüllung von allem ist. Das Leben wird durchsichtig, durchschaubar. Tatsächlich, ich schaue in einen Spiegel. Ich sehe nur mich selbst, meine Sorgen und Fragen, meine Trauer und Angst. Ich kann nicht denken

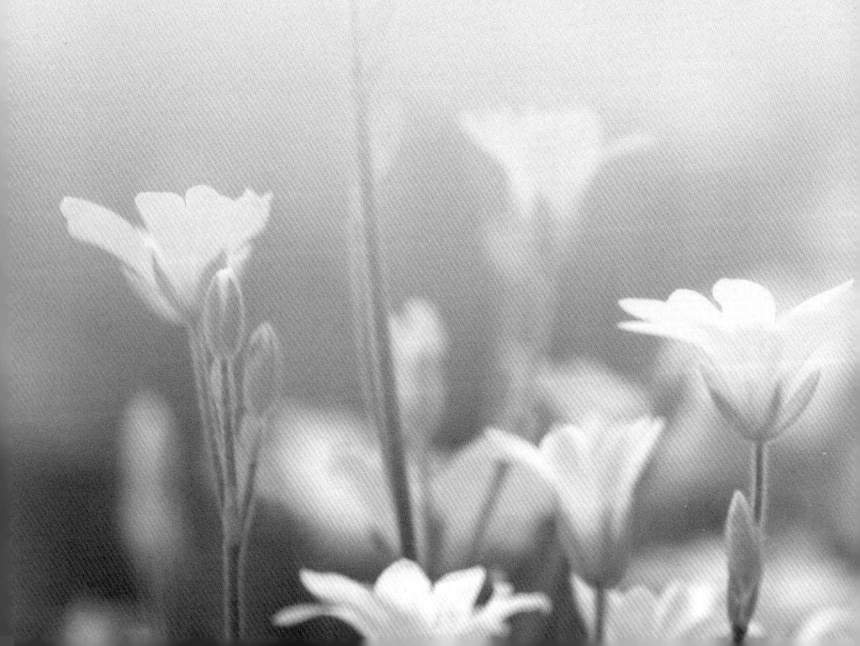

über mich selbst hinaus, das Licht meines Verstandes bleibt ganz im Diesseits, es wird immer nur gespiegelt, reflektiert.

Wer bei Gott ist, versteht alles besser. Im Angesicht Gottes geht die volle Wahrheit auf. Ich muss mich deshalb gar nicht selber verstehen. Jeder bleibt sich selbst ein Geheimnis. Auch die Welt muss ich nicht verstehen, das gibt es erst in der Vollendung. Ich sehe ja doch nur die halbe Welt, nur mein eigenes Spiegelbild. Bei Gott sehe ich das Ganze, sehe ihn von Angesicht zu Angesicht, unverhüllt. Die ganze Wahrheit eben. Ich schaue tiefer. Und komme endlich dahinter.

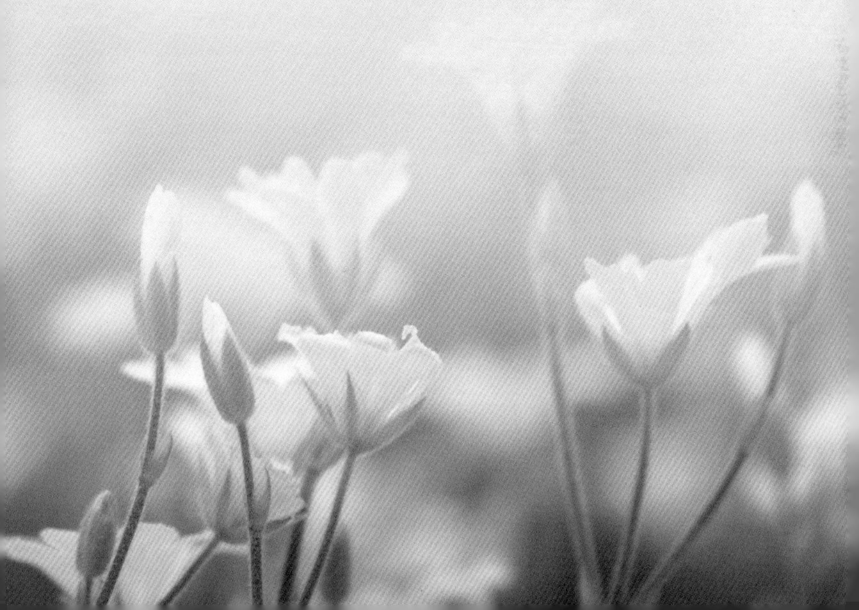

Zweifeln und vertrauen

Manche sagen: „Beweise mir deinen Gott!" Es gibt gute Gründe, zu glauben, Hinweise vielleicht, Erfahrungen. Aber beweisen kann ich Gott nicht.

Auch der Apostel Thomas hat gezweifelt (vgl. Johannes 20,24–29). Manche nennen ihn deshalb den ungläubigen Thomas. Thomas kann nicht glauben, dass Jesus auferstanden ist. Er ist nicht mit dem zufrieden, was die anderen Apostel erzählen, sondern er fragt nach. Wie kann das sein: Jesus – eben noch grausam hingerichtet, jetzt plötzlich wieder lebendig? Was ist dran an der Geschichte?

Und dann kommt Jesus. Er zeigt Thomas seine Wunden, die beiden begegnen einander auf Du und Du. Und auf einmal ist alles klar. Was braucht es jetzt noch Beweise? Thomas bringt nur noch ein Wort heraus: „Mein Herr und mein Gott!"

Deutlicher hat es noch keiner gesagt. Der Apostel mit den größten Zweifeln ist der mit dem klarsten Bekenntnis. Wo das Vertrauen stimmt, da muss man nichts mehr beweisen. Das ist wie in der Liebe: Wer sich auf den andern wirklich verlässt, braucht keine Liebesbeweise mehr. Weil die Liebe ja schon längst da ist.

*Der Mensch lebt und bestehet
nur eine kleine Zeit;
und alle Welt vergehet
mit ihrer Herrlichkeit.
Es ist nur einer ewig
und an allen Enden,
und wir in seinen Händen.*

Matthias Claudius

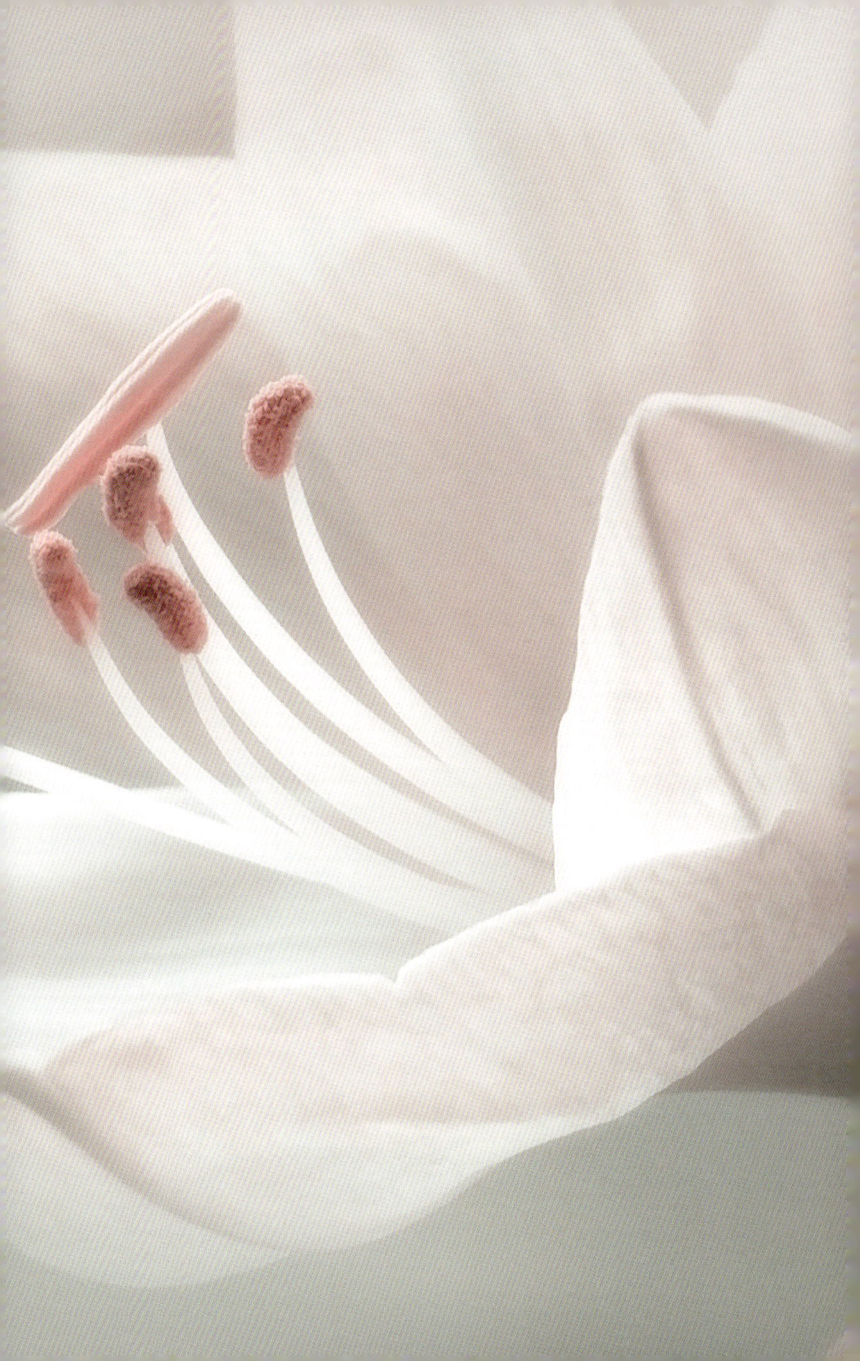

Mit Leib und Seele

Auferstanden mit Leib und Seele. Das glauben Christen. Es hört sich seltsam an. Jeder weiß: Der Leichnam zerfällt in der Erde oder wird zu Asche verbrannt. Wie soll ich dann glauben, dass ich mit Leib und Seele auferstehen werde?

Mit Leib und Seele, das meint nicht: mit Haut und Knochen. Sondern es bedeutet: ganz und gar. So wie es Menschen gibt, die mit Leib und Seele Eltern sind oder ihren Beruf ausüben. Ganz und gar, von innen her, glaubwürdig: Das hat Bestand.

Was mich ausmacht, ist meine Geschichte: die Art und Weise, wie ich geworden bin, mit allem, was mich geprägt hat, mit Beziehungen und Ereignissen. Und was mich ausmacht, ist meine Identität. Weil ich weiß, wer ich bin. Vielleicht würde man heute für Leib und Seele sagen: Geschichte und Identität. Das geht nicht kaputt, das geht nicht verloren.

Deshalb kann ich gelassen leben, frei und heiter. Mein Leben ist gut aufgehoben, für immer und ewig. Es hat Bestand. Ganz und gar. Mit Geschichte und Identität.

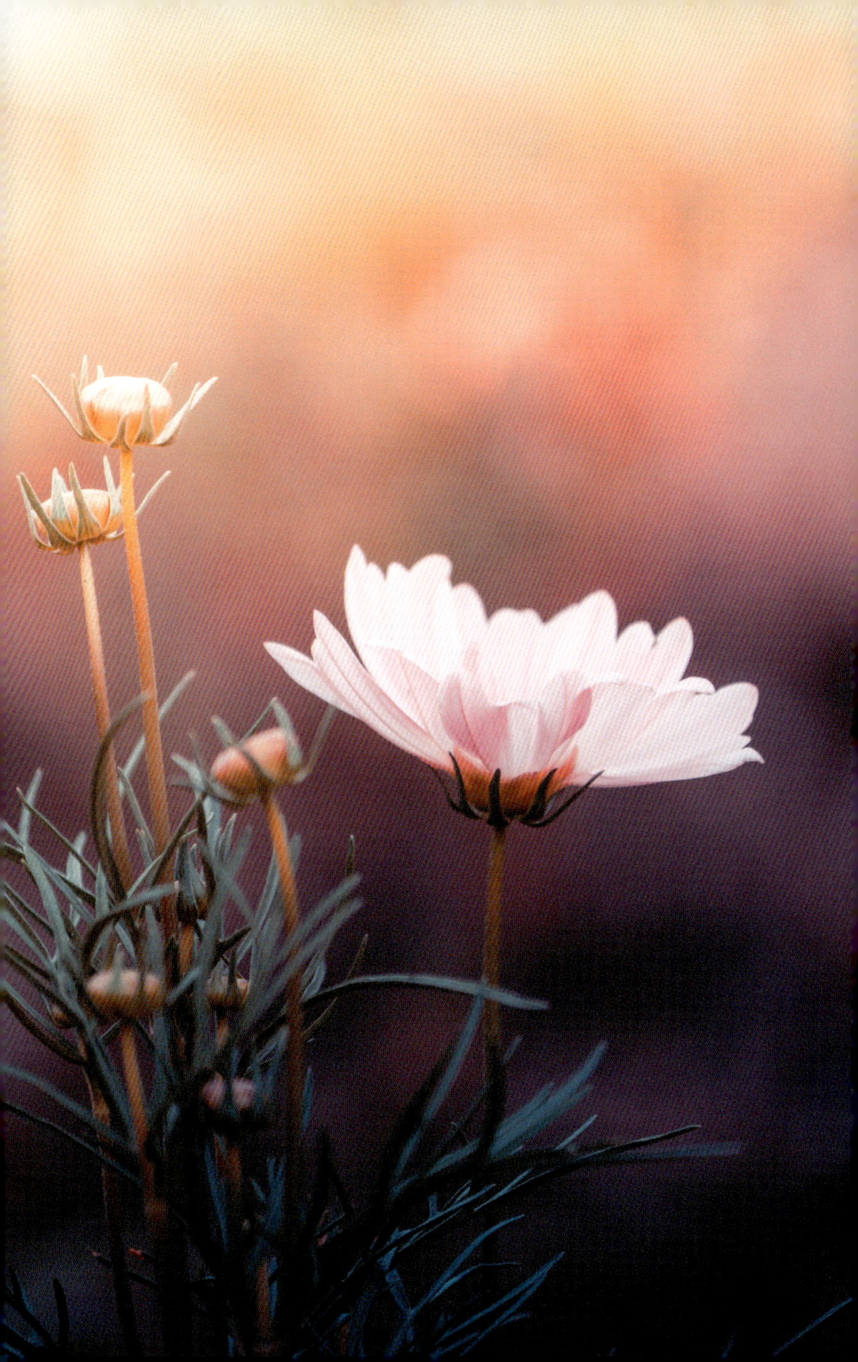

Am Ende die Fülle

„Soll das denn nun das Ende sein?", so fragen manchmal Sterbende. Ist am Ende einfach Schluss? Im Johannesevangelium wird von der Hochzeit zu Kana erzählt (Johannes 2,1–12). Auf dieser Hochzeit ist Jesus zu Gast. Doch die Feier droht zu platzen, denn der Wein geht zur Neige. „Soll das denn nun das Ende sein?", fragen die Gäste, darunter auch Maria. Jesus sorgt dafür, dass die Feier weitergeht. Sechshundert Liter Wasser werden zu Wein. Eine unvorstellbare Menge. Für hundert Gäste wären das für jeden noch sechs Liter. Und das zu fortgerückter Stunde!

Die Überfülle an Wein ist ein Zeichen für die Überfülle an Freude. Und das nicht nur hier und jetzt, sondern für im-

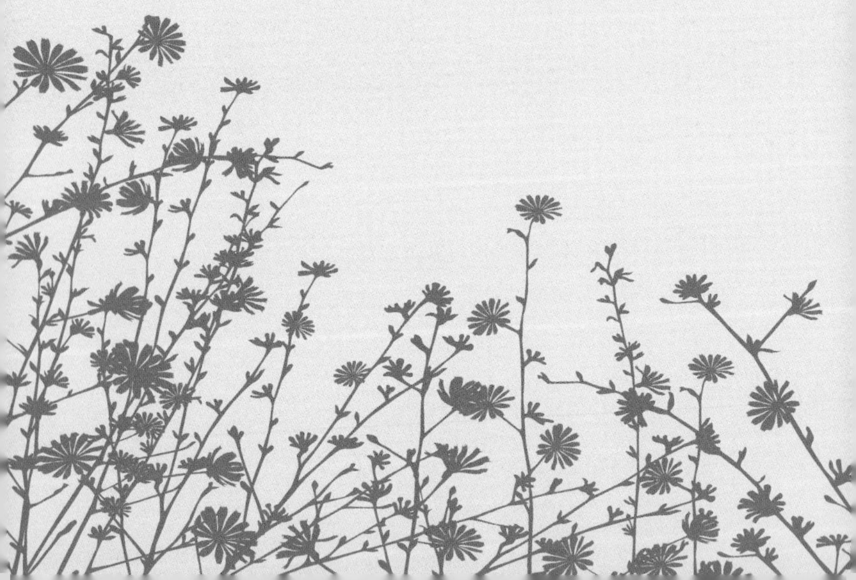

mer, auch nach dem Tod. Der Evangelientext beginnt mit den Worten: „Am dritten Tag fand in Kana in Galiläa eine Hochzeit statt." Gemeint ist der dritte Tag nach Jesu erstem öffentlichen Auftreten. Das Zeichen des Weines – das Zeichen des Lebens in Fülle – steht also als Vorzeichen vor seinem ganzen Wirken.

Am Ende – nach seinem Tod – kommen seine Jünger zum Glauben an die Auferstehung. Christen bekennen bis heute, dass Jesus am dritten Tage auferstanden ist von den Toten. Der dritte Tag steht für eine Verheißung: Leben in Fülle auch nach dem Tod. Der Wein ist ein Zeichen dafür, ein Bild für himmlischen Genuss und überströmende Freude!

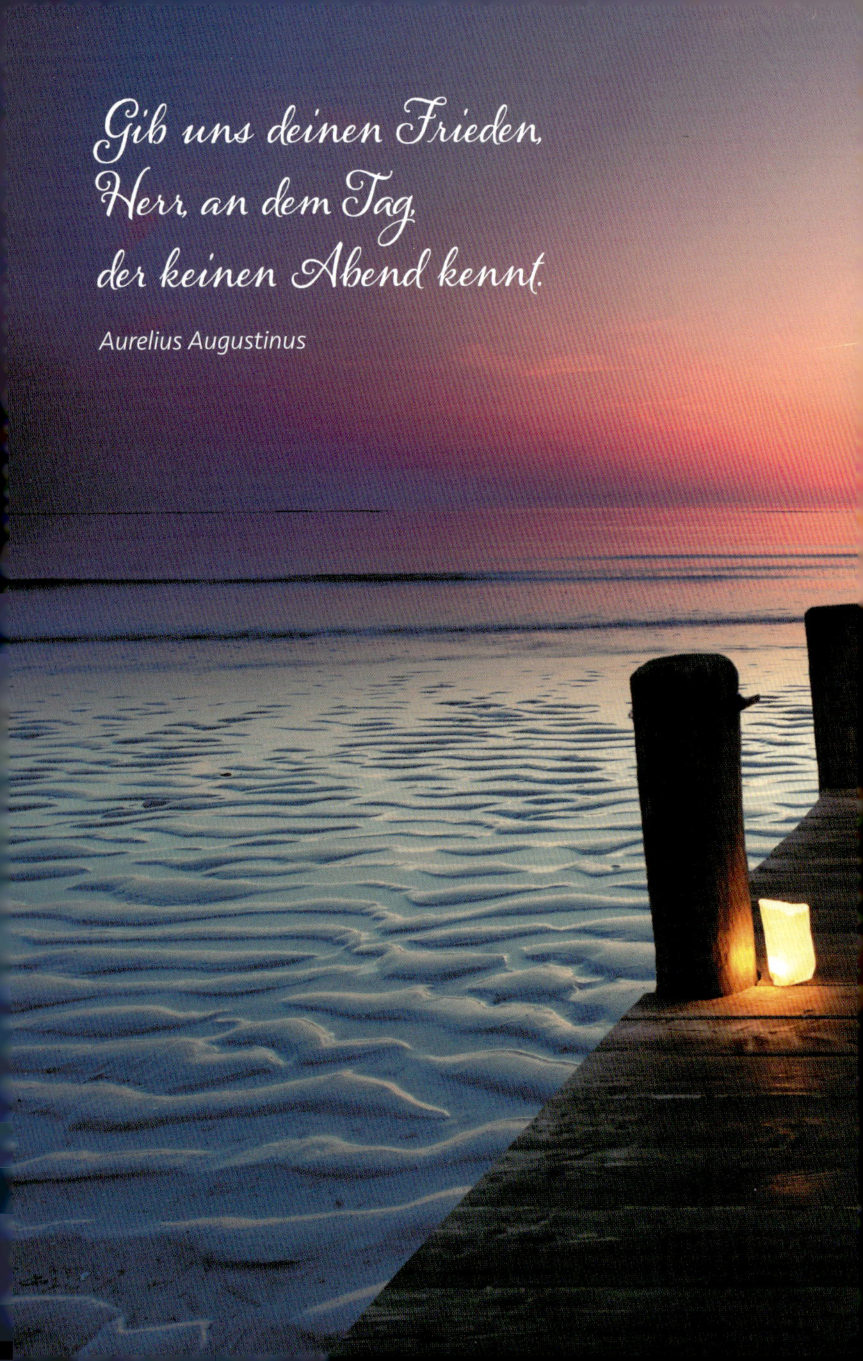
Gib uns deinen Frieden,
Herr, an dem Tag,
der keinen Abend kennt.
Aurelius Augustinus

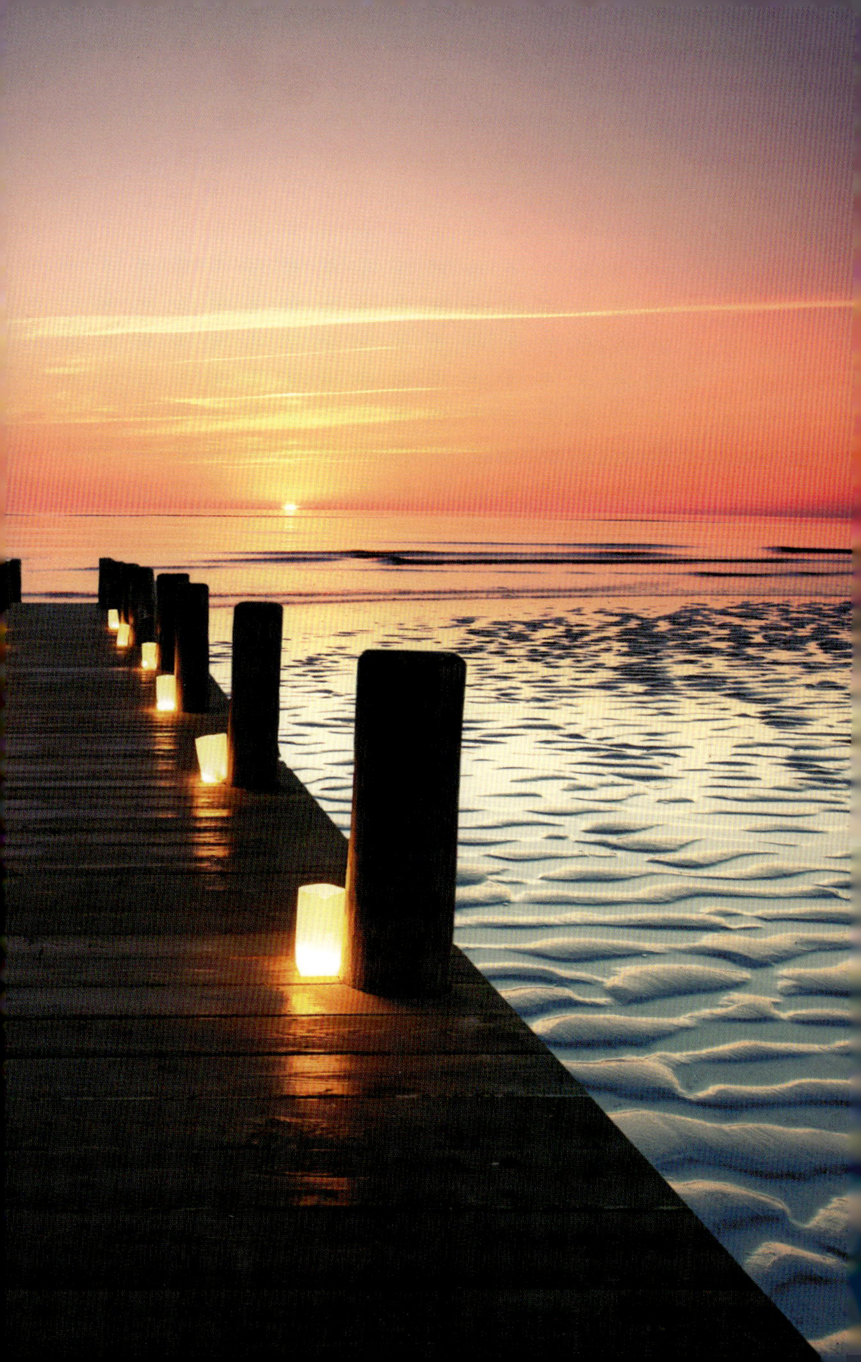

Was bleibt?

Was bleibt von mir, wenn ich einmal gestorben sein werde? Mir hilft eine Ostergeschichte aus der Bibel (Johannes 20,11–18).

Maria von Magdala ist traurig. Sie weint, weil Jesus gekreuzigt worden ist. Auf ihn hatte sie ihre ganze Hoffnung gesetzt. Nun steht sie an seinem Grab. Zwei Engel sind da. Dann sieht sie Jesus, erkennt ihn aber nicht. Sie denkt, es sei der Gärtner. Dann nennt Jesus sie beim Namen. Ein wunderbarer Dialog ist das: „Maria!“ – „Rabbuni, Meister!“ Vielleicht das kürzeste und doch schönste Gespräch der ganzen Bibel.

Maria erkennt Jesus, als er ihren Namen nennt. Also nicht an seiner äußeren Gestalt. Sie meint ja, es sei der Gärt-

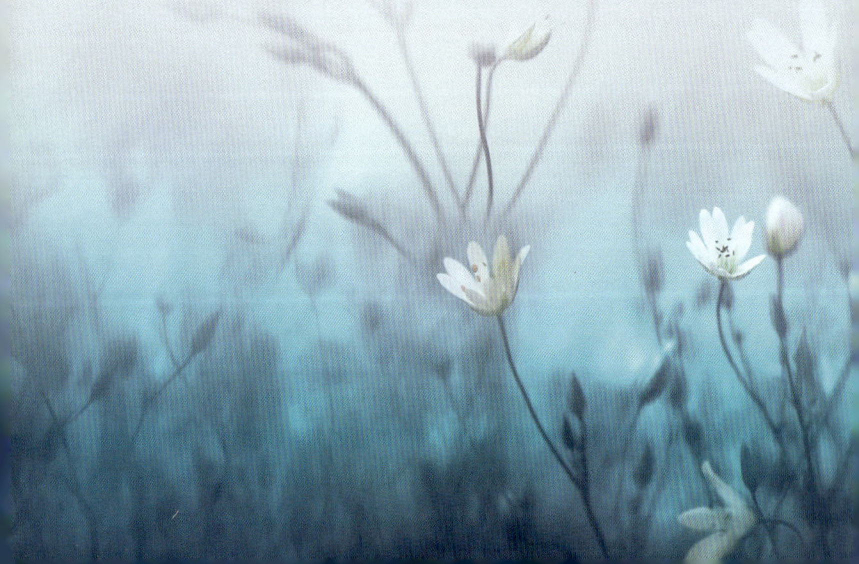

ner. Ob sie ihn mit jemand anderem verwechselt hat? Vielleicht hat sie auch gar nicht wirklich mit ihm gerechnet, sodass sie gar keine Augen, keinen Sinn für ihn hatte.

Für mich heißt das: Was bleibt, ist nicht die äußere Gestalt, sondern die Beziehung. Die äußere Gestalt vergeht. Wenn wir auferstehen, wird vieles anders sein. Aber die Identität bleibt. Die Beziehungen bleiben. Wir werden einander erkennen – an der Liebe allein.

Denn Gott ist die Liebe.

1 Johannes 4,8

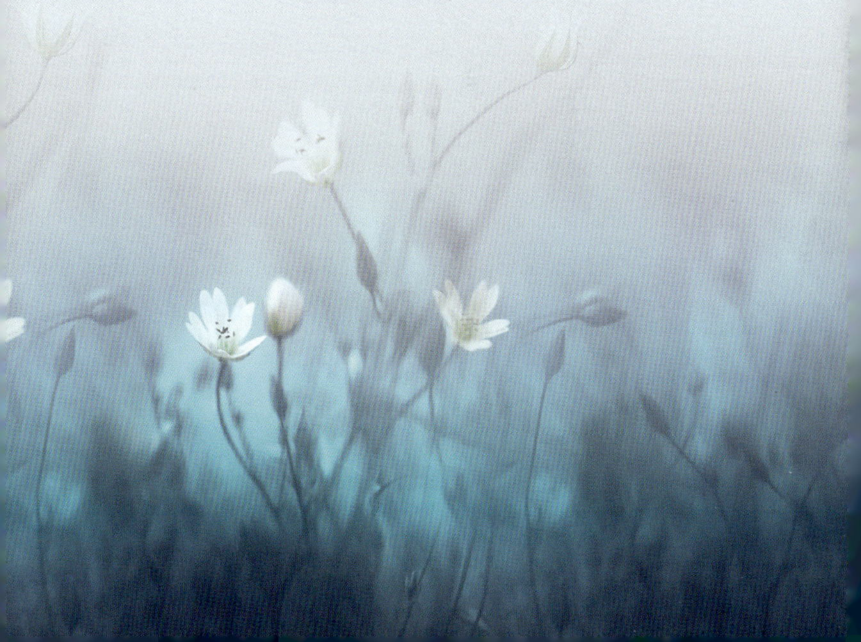

Quellenverzeichnis

Texte:
Alle Bibeltexte aus: Einheitsübersetzung der Heiligen Schrift. © 1980 Katholische Bibelanstalt, Stuttgart
S. 24/25 aus: Hanns Dieter Hüsch/Uwe Seidel, Ich stehe unter Gottes Schutz, S. 140, 2018/16, © tvd-Verlag Düsseldorf, 1996
S. 119 aus: Romano Guardini, Die letzten Dinge. Die christliche Lehre vom Tode, der Läuterung nach dem Tode, Auferstehung, Gericht und Ewigkeit. 9. Taschenbuchauflage 2019, S. 32, Matthias-Grünewald-Verlag, Ostfildern

Abbildungen:
Cover, S. 3: © Juliana_Nan – istockphoto.com; S. 5: © shutterstock.com; S. 6f., 94f., 138f.: © Laura Pashkevich – stock.adobe.com; S. 8f., 60f. © B.G. Photography – stock.adobe.com; S. 12f.: © Vera Kuttelvaserova – stock.adobe.com; S. 14f.: © TTstudio – stock.adobe.com; S. 17: © ADRIANA KH – shutterstock.com; S. 20 f.: © Ulises Sepúlveda – stock.adobe.com; S. 22f.: © Ramona Heim – stock.adobe.com; S. 24f., S. 31: © kikkerdirk – stock.adobe.com; S. 28f.: © carmenrieb – stock.adobe.com; S. 32f.: © alinamd – stock.adobe.com; S. 34f.: © FotoMak – stock.adobe.com; S. 36f.: © Dream-Pixel – stock.adobe.com; S. 40f.: © lms_lms – stock.adobe.com; S. 42f.: © felinda – stock.adobe.com; S. 45: © soupstock – stock.adobe.com; S. 46f.: © Peter Nolten – stock.adobe.com; S. 48f.: © waldorf27 – stock.adobe.com; S. 52f.: © Kotangens – stock.adobe.com; S. 55: © kunio – stock.adobe.com; S. 56f.: © tonktiti – stock.adobe.com; S. 58f., 124f.: © annavalerievna1 – stock.adobe.com; S. 64f.: © RRF – stock.adobe.com; S. 67: © Yuri Kozlov – stock.adobe.com; S. 68f.: © aksonsat – stock.adobe.com;S. 70f.: © pkanchana – stock.adobe.com; S. 73: © til5 – stock.adobe.com; S. 76f.: © Karin Jähne – stock.adobe.com; S. 81: © delbars – stock.adobe.com; S. 82f.: © frogworks – stock.adobe.com; S. 86f., 118f.: © jakkapan – stock.adobe.com; S. 88f., 136f.: © Jenny Sturm – stock.adobe.com; S. 91: © R_Szatkowski – stock.adobe.com; S. 92f.: © Vicky – stock.adobe.com; S. 96f.: © icedmocha – stock.adobe.com; S. 100f. © UlrikeAdam – stock.adobe.com; S. 102 © Svetlana Sukhorukova – stock.adobe.com; S. 104: © number1411 – stock.adobe.com; S. 106f.: © VICUSCHKA – stock.adobe.com; S. 109: © thy – stock.adobe.com; S. 110: © olavs – stock.adobe.com; S. 114f.: © borchee – istockphoto.com; S. 117: © Igor Sokolov – stock.adobe.com; S. 123: © kiranphoto – stock.adobe.com; S. 126f.: © Yulia – stock.adobe.com; S. 130f.: © Kerem Severoğlu – stock.adobe.com; S. 132: © aam460 – stock.adobe.com; ©peacock83 – stock.adobe.com (Blumen), © rosypatterns – stock.adobe.com (Zweig)

Bibliografische Information der Deutschen Nationalbibliothek

Die Deutsche Nationalbibliothek verzeichnet diese Publikation in der Deutschen Nationalbibliografie; detaillierte bibliografische Daten sind im Internet über http://dnb.d-nb.de abrufbar.

Das Gesamtprogramm von Butzon & Bercker finden Sie im Internet unter www.bube.de

ISBN 978-3-7666-2826-8

Umschlaggestaltung, Layout und Satz: Werner Dennesen, Weeze